安全生产知识百点通

职业病危害预防知识百点通

主　编　赵晶荣　　王乐瑶
副主编　李　鑫　　毛康铭

中国劳动社会保障出版社

图书在版编目（CIP）数据

职业病危害预防知识百点通 / 赵晶荣，王乐瑶主编 . -- 北京：中国劳动社会保障出版社，2024

（安全生产知识百点通丛书）

ISBN 978-7-5167-6358-2

Ⅰ. ①职… Ⅱ. ①赵…②王… Ⅲ. ①职业病 - 预防（卫生）- 基本知识 Ⅳ. ①R135

中国国家版本馆 CIP 数据核字（2024）第 095615 号

中国劳动社会保障出版社出版发行

（北京市惠新东街 1 号 邮政编码：100029）

*

天津市银博印刷集团有限公司印刷装订 新华书店经销

880 毫米 ×1230 毫米 32 开本 5.125 印张 116 千字
2024 年 6 月第 1 版 2024 年 6 月第 1 次印刷
定价：**18.00 元**

营销中心电话：400–606–6496
出版社网址：http://www.class.com.cn

内容简介

职业病危害预防具有极其重要的意义，直接关系职工的身体健康和企业的可持续发展。有效的职业病危害预防措施可降低职工患职业病的概率，提高企业工作效率和生产力。做好职业病危害预防工作还有助于降低企业的成本，减少因疾病导致的生产中断损失、治疗费用以及人力资源成本。此外，关注职业病危害预防也体现了企业对职工的福祉和对社会的责任担当，有助于提升企业的声誉并吸引人才。总体而言，职业病危害预防不仅关系职工的职业健康和企业的效益，更是维护良好劳动关系和社会可持续发展的重要基础。

本书是"安全生产知识百点通丛书"之一，以问答的形式列举了广大职工在从事生产作业过程中需要掌握的职业病基础知识和职业病危害预防、处理的相关知识，主要内容包括职业病基础知识、粉尘的危害与控制、生产性毒物与职业中毒防治、物理因素所致职业病及其防护、劳动防护用品的管理与使用、常见职业病危害的急救措施、职业病诊断与治疗等。

本书内容丰富、通俗易懂，注重科普，配以原创漫画插图，图文并茂。本书可作为相关部门及用人单位职业病危害预防宣传和培训用书，也可作为提高广大基层一线职工职业病危害预防意识和安全生产素质的科普读物。

目　录

一、职业病基础知识

1. 什么是职业病？

当职业病危害因素作用于人体的强度和时间超过一定的限度，人体不能承受其所造成的功能性或器质性病理改变，从而出现相应的临床症状并影响劳动能力，这类疾病统称为职业病。

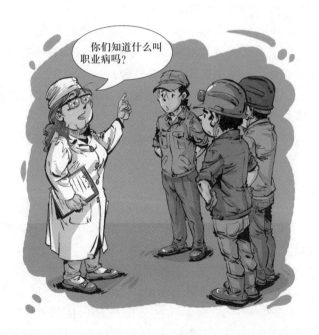

《中华人民共和国职业病防治法》（以下简称《职业病防治法》）对职业病的定义是，企业、事业单位和个体经济组织等用人单位的劳动者在职业活动中，因接触粉尘、放射性物质和其他有毒、有害因素而引起的疾病。

知识学习

　　医学上所称的职业病是泛指职业病危害因素所引起的特定疾病，而在立法的意义上，职业病却具有一定的范围，即由政府主管部门明文规定的职业病，也称为法定职业病。

　　构成法定意义上的职业病需要具备以下5个条件：

　　（1）患病主体必须是企业、事业单位或者个体经济组织等用人单位中的劳动者；

　　（2）必须是在从事职业活动的过程中产生的；

　　（3）必须是因接触粉尘、放射性物质和其他有毒有害物质等职业病危害因素而引起的；

　　（4）必须是国家公布的《职业病分类和目录》所列的职业病；

　　（5）必须是经批准的职业病诊断机构诊断确定的。

2. 法定职业病的分类有哪些？

　　2013年国家卫生和计划生育委员会等部门发布的《职业病分类和目录》，将职业病共分为10类132种，具体如下。

　　（1）职业性尘肺病及其他呼吸系统疾病（19种）

　　1）尘肺病：矽肺；煤工尘肺；石墨尘肺；碳黑尘肺；石棉肺；滑石尘肺；水泥尘肺；云母尘肺；陶工尘肺；铝尘肺；电焊工尘肺；铸工尘肺；根据相关标准可以诊断的其他尘肺病。

　　2）其他呼吸系统疾病：过敏性肺炎；棉尘病；哮喘；金属及其化合物粉尘肺沉着病（锡、铁、锑、钡及其化合物等）；刺激性化学物所致慢性阻塞性肺疾病；硬金属肺病。

（2）职业性皮肤病（9种）

接触性皮炎；光接触性皮炎；电光性皮炎；黑变病；痤疮；溃疡；化学性皮肤灼伤；白斑；根据相关标准可以诊断的其他职业性皮肤病。

（3）职业性眼病（3种）

化学性眼部灼伤；电光性眼炎；白内障（含放射性白内障、三硝基甲苯白内障）。

（4）职业性耳鼻喉口腔疾病（4种）

噪声聋；铬鼻病；牙酸蚀病；爆震聋。

（5）职业性化学中毒（60种）

铅及其化合物中毒（不包括四乙基铅）；汞及其化合物中毒；锰及其化合物中毒；镉及其化合物中毒；铍病；铊及其化合物中毒；钡及其化合物中毒；钒及其化合物中毒；磷及其化合物中毒；砷及其化合物中毒；铀及其化合物中毒；砷化氢中毒；氯气中毒；二氧化硫中毒；光气中毒；氨中毒；偏二甲基肼中毒；氮氧化合物中毒；一氧化碳中毒；二硫化碳中毒；硫化氢中毒；磷化氢、磷化锌、磷化铝中毒；氟及其无机化合物中毒；氰及腈类化合物中毒；四乙基铅中毒；有机锡中毒；羰基镍中毒；苯中毒；甲苯中毒；二甲苯中毒；正己烷中毒；汽油中毒；一甲胺中毒；有机氟聚合物单体及其热裂解物中毒；二氯乙烷中毒；四氯化碳中毒；氯乙烯中毒；三氯乙烯中毒；氯丙烯中毒；氯丁二烯中毒；苯的氨基及硝基化合物（不包括三硝基甲苯）中毒；三硝基甲苯中毒；甲醇中毒；酚中毒；五氯酚（钠）中毒；甲醛中毒；硫酸二甲酯中毒；丙烯酰胺中毒；二甲基甲酰胺中毒；有机磷中毒；氨基甲酸酯类中毒；杀虫脒中毒；溴甲烷中毒；拟除虫菊酯类中毒；铟及其化合物中毒；溴丙烷中毒；碘甲烷中毒；氯乙酸中毒；环氧乙烷中毒；上述未提及的与职业有害因素接触之间存在直接因果联系的其他化学中毒。

（6）物理因素所致职业病（7种）

中暑；减压病；高原病；航空病；手臂振动病；激光所致眼（角膜、晶状体、视网膜）损伤；冻伤。

（7）职业性放射性疾病（11种）

外照射急性放射病；外照射亚急性放射病；外照射慢性放射病；内照射放射病；放射性皮肤疾病；放射性肿瘤（含矿工高氡暴露所致肺癌）；放射性骨损伤；放射性甲状腺疾病；放射性性腺疾病；放射复合伤；根据相关标准可以诊断的其他放射性损伤。

（8）职业性传染病（5种）

炭疽；森林脑炎；布鲁氏菌病；艾滋病（限于医疗卫生人员及人民警察）；莱姆病。

（9）职业性肿瘤（11种）

石棉所致肺癌、间皮瘤；联苯胺所致膀胱癌；苯所致白血病；氯甲醚、双氯甲醚所致肺癌；砷及其化合物所致肺癌、皮肤癌；氯乙烯所致肝血管肉瘤；焦炉逸散物所致肺癌；六价铬化合物所致肺癌；毛沸石所致肺癌、胸膜间皮瘤；煤焦油、煤焦油沥青、石油沥青所致皮肤癌；β–萘胺所致膀胱癌。

（10）其他职业病（3种）

金属烟热；滑囊炎（限于井下工人）；股静脉血栓综合征、股动脉闭塞症或淋巴管闭塞症（限于刮研作业人员）。

相关链接

2013年12月23日，国家卫生和计划生育委员会、人力资源和社会保障部、国家安全生产监督管理总局、中华全国总工会4部门联合印发《职业病分类和目录》。《职业病分类和目录》自印发之日起施行，2002年4月18日卫生部、劳动和社会保障部联合印发的《职业病目录》同时予以废止。

3. 什么是工作相关疾病？其与职业病的区别在哪里？

与职业病不同，职业活动中某些不良因素也可造成一定的职业人群常见病发病率增高、潜伏疾病发作或现患疾病病情加重，这些疾病称为工作相关疾病，又称职业性多发病。

工作相关疾病的范围比职业病更广泛。职业病是指某一特异职业病危害因素所致的疾病，而工作相关疾病则指多因素所致的疾病，其与所从事的职业有联系，但也见于非职业人群中，即不是所有病例都具备该项职业史或接触病史，因而工作相关疾病与职业之间的因果关系，不是特别明确。如产业劳动者中出现的腰背痛、骨关节病，长时间使用计算机引起的颈肩腕综合征等，尽管与职业活动有一定的关系，但在我国尚不属于法定职业病。

4. 职业病危害因素有哪些？如何分类？

（1）按照职业病危害因素来源分类

根据职业病危害因素的来源不同，可将其分为生产过程中的职业病危害因素、劳动过程中的职业病危害因素、工作环境中的职业病危害因素。

1）生产过程中的职业病危害因素。生产过程中的职业病危害因素主要包括以下四类。

①生产性粉尘，例如，矽尘、煤尘、石棉尘、电焊烟尘等；

②化学有毒物质，例如，铅、汞、锰、苯、一氧化碳、硫化氢、甲醛、甲醇等；

③物理因素和放射性因素，例如，噪声、振动、非电离辐射、电离辐射、异常气象条件等；

④生物因素，例如，附着于皮毛上的炭疽杆菌、甘蔗渣上的真菌，医务工作者可能接触到的传染病病原体等。

2）劳动过程中的职业病危害因素。劳动过程是生产中劳动者为完成某项生产任务而进行的各种操作的总和，其中的职业病危害因素主要涉及劳动强度、劳动组织及操作方式等，包括：不合理的劳动组织和作息制度；精神（心理）性职业紧张；劳动强度过大或生产定额不当；个别器官或系统过度紧张；长时间处于不良体位、姿势或使用不合理的工具等。

3）工作环境中的职业病危害因素。工作环境是劳动者操作、观察、管理生产活动所处的外环境，涉及作业场所建筑布局、卫生防护、安全条件和设施等有关因素，常见的有：自然环境中的因素，如炎热夏季太阳辐射、高原环境低气压、深井的高温高湿等；厂房建筑或布局不合理、不符合职业卫生标准，如通风不良、采光照明不足、有毒与无毒工段同在一个车间等；由不合理生产过程或不当管理所致环境污染等。

（2）按照《职业病危害因素分类目录》分类

现行的《职业病危害因素分类目录》将职业病危害因素分为6大类，即粉尘、化学因素、物理因素、放射性因素、生物因素和其他因素。其中，粉尘52种，化学因素375种，物理因素15种，放射性因素8种，生物因素6种，其他因素3种。

1）粉尘。粉尘主要包括矽尘、煤尘、石墨粉尘、石棉粉尘、滑石粉尘、水泥粉尘等。在企业生产中，特别是工业企业生产活动中，职工经常接触到粉尘。长期从事粉尘作业会导致职工患上尘肺病，甚至致癌。此外，粉尘还会对职工的健康造成其他危害，如在铸造车间中，粉尘会堵塞皮脂腺，导致皮肤干燥，引起痤疮、毛囊炎、脓皮病等。

2）化学因素。化学因素主要包括有毒物质，如铅、汞、乙烯以及生产过程中产生的其他有毒物质。

3）物理因素。物理因素主要包括异常气象条件和非电离辐射等。这些物理因素会对人体健康产生影响，例如，高温和高湿会导致中暑、呼吸系统疾病等；激光会引起眼睛和皮肤的损伤等。因此，正确认识物理因素对预防职业病危害至关重要。

4）放射性因素。放射性因素主要是指电离辐射。电离辐射包括 X 射线、γ 射线和来自放射性物质的辐射等。其中，X 射线、γ 射线等能与人体内细胞发生电离作用，使人体内的正常化学过程受到干扰；放射性物质包括放射性核素、放射性同位素等。长期接触或暴露在电离辐射环境中会导致放射性疾病。

5）生物因素。生物因素主要包括炭疽芽孢杆菌、布鲁氏菌、森林脑炎病毒等具有传染性的病原体，这些病原体可能通过接触、飞沫等方式传播给作业人员和作业场所周围的人，引发疾病。因此，必须采取有效的措施来预防和控制这些生物因素的传播。

6）其他因素。《职业病危害因素分类目录》中列出的其他因素包括三种：金属烟、井下不良作业条件、刮研作业。

相关链接

为贯彻落实《职业病防治法》，切实保障劳动者健康权益，根据职业病防治工作需要，2015 年 11 月 17 日，国家卫生和计划生育委员会、国家安全生产监督管理总局、人力资源和社会保障部、中华全国总工会对《职业病危害因素分类目录》进行了修订。2002 年 3 月 11 日卫生部印发的《职业病危害因素分类目录》同时废止。

5. 职业病的发生原因及影响有哪些？

（1）防治检测不到位，疾病信息监测系统不健全。随着职业卫生技术服务市场化，检测的数据不能真实地反映用人单位工作场所职业病危害的实际情况。

（2）企业不重视。一些乡镇企业、民营经济企业生产力低下，设备简陋，无任何防护设施；管理混乱，制度不全；人员整体素质低，法制观念和自我保护意识淡漠等；个别企业无视劳动者健康权益，职业病危害问题突出，劳动者特别是农民工的健康权益得不到保护。此外，农民工从事的多为职业病危害严重的职业，其社会保障、职业防护等都难以得到保障，职业病危害不可预见因素明显增加，健康影响难以估计和控制。

（3）职业病危害因素转移非常严重。在我国经济水平和工业实力快速发展进步的同时，一些具有风险性的产品生产由境外向境内转移，从城市和工业区向农村转移，从经济发达地区向欠发达地区转移，从大中型企业向中小型企业转移。

（4）职业病防治经费投入严重不足。

（5）职业卫生资源整体效率低，配置不平衡，职业卫生技术服务水平不高。

（6）由于职业病防治法律法规的宣传仍存在盲区，职业卫生标准及其配套能力不能满足执法的要求，以及地方经济保护等原因导致职业卫生执法力度不够强。

（7）职业卫生涉及多个部门，协同工作机制需要充分建立完善。目前仍存在各部门因职能交叉，使得职业卫生决策、协调、指挥不够充分。部分企业职业病危害前期预防措施得不到有效落实。

（8）传统的职业病危害尚未得到完全控制，新的职业病危害不断产生，对劳动者的健康构成新的威胁。

6．职业病的常见症状有哪些?

（1）急性职业病如职业性化学中毒或高温中暑、急性高原病等可出现昏迷、肺水肿、休克、心搏骤停、急性肾衰竭、高热等症状。

（2）慢性职业病常见的表现包括头痛、头晕、乏力、睡眠障碍、食欲减退等神经衰弱症状，甚至会导致精神障碍、周围神经病、慢性呼吸衰竭、慢性肝或肾功能损害、再生障碍性贫血、接触性皮炎、雷诺现象等。

（3）相关统计数据表明，我国累计报告的职业病中，尘肺病占绝大多数。尘肺病患者主要有呼吸系统症状和一般全身症状，早期往往不明显甚至无自觉症状，但随着病情进展，会逐渐出现不同程度的咳嗽、咯痰、胸痛、胸闷、气短，晚期患者会出现持续咳嗽和顽固性呛咳。

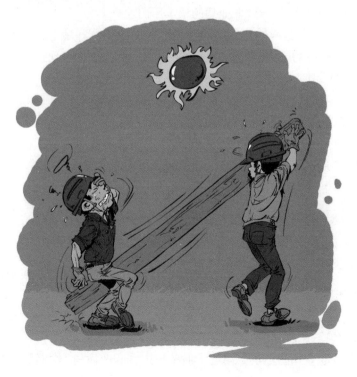

7. 职业病和普通疾病有什么区别？

职业病与普通疾病的区别在于其发生原因和责任承担方不同。职业病是指在职业活动中，因接触粉尘、放射性物质和其他有毒、有害因素，导致身体受到影响而患上的疾病。普通疾病则是因为自然环境、基因或其他非工作原因导致的疾病。职业病与普通疾病相比有以下几个特点：

（1）病因明确。职业病一般是由于接触职业病危害因素引起的。

（2）发病与劳动条件密切相关。发病与否及发病时间往往取决于接触职业病危害因素的时间、数量，劳动强度大、作业场所环境恶劣是导致职业病的根本原因。

（3）具有群体性发病的特征。在同一作业环境下，一般会同时或先后出现一批患相同职业病的患者，很少出现仅有个别人发病的情况。

（4）具有临床特征。同一种职业病在发病时间、临床表现、病程进展上往往具有特定的表现。

（5）职业病的范围日趋扩大。随着科学技术进步和国家经济实力的提高，越来越多的职业病将出现或被发现。

（6）职业病可以预防或减少。

8. 职业病属于工伤吗？

职业病属于工伤。

《工伤保险条例》第十四条规定，职工患职业病的，应当认定为工伤。

《工伤保险条例》第三十条规定，职工因工作遭受事故伤害或者患职业病进行治疗，享受工伤医疗待遇。

《职业病防治法》第五十七条规定，职业病病人的诊疗、康复费用，伤残以及丧失劳动能力的职业病病人的社会保障，按照国家有关工伤保险的规定执行。

9. 什么是职业暴露？

职业暴露是指由于职业关系而暴露在危险因素中，从而有可能损害健康或危及生命的一种情况。例如，医务人员职业暴露是指医务人员在从事诊疗、护理活动过程中接触有毒、有害物质或传染病病原体，从而损害健康或危及生命的一类职业暴露。医务人员职业暴露可分为感染性职业暴露、放射性职业暴露、化学性（如接触消毒剂或其他化学药品）职业暴露及其他职业暴露。

法律提示

《医务人员艾滋病病毒职业暴露防护工作指导原则（试行）》第二条规定，艾滋病病毒职业暴露是指医务人员从事诊疗、护理等工作过程中意外被艾滋病病毒感染者或者艾滋病病人的血液、体液污染了皮肤或者黏膜，或者被含有艾滋病病毒的血液、体液污染了的针头及其他锐器刺破皮肤，有可能被艾滋病病毒感染的情况。

---

10. 什么是职业接触限值？

职业接触限值是基于健康的接触限度的一种形式。为了防止有害物质对产品造成的交叉污染，以及对人员和环境的伤害和破坏，可将职业接触限值作为评估风险严重性的基础，来定义一个工艺过程所需的密闭等级。

《工作场所有害因素职业接触限值 第1部分：化学有害因素》（GBZ 2.1—2019）规定，职业接触限值是指劳动者在职业活

动过程中长期反复接触某种或多种职业性有害因素，不会引起
绝大多数接触者不良健康效应的容许接触水平。化学有害因素
的职业接触限值包括时间加权平均容许浓度、短时间接触容许
浓度和最高容许浓度三类。

11. 如何定义职业病危害？

　　劳动是人类生存和发展的必要手段，劳动与健康本质上是
相辅相成、互相促进的。良好的劳动条件促进健康，反之，不
良的劳动条件导致健康损害。除少数遗传疾病外，绝大多数疾
病和早期健康损害的发生与发展均为环境与人体交互作用的结
果，而职业病则是工作环境中的职业病危害作用于人体的结果。

　　《职业病防治法》第八十五条规定，职业病危害是指对从事
职业活动的劳动者可能导致职业病的各种危害。职业病危害因
素包括：职业活动中存在的各种有害的化学、物理、生物因素
以及在作业过程中产生的其他职业有害因素。

　　职业禁忌是指劳动者从事特定职业或者接触特定职业病危
害因素时，比一般职业人群更易于遭受职业病危害和罹患职业
病或者可能导致原有自身疾病病情加重，或者在从事作业过程
中诱发可能导致对他人生命健康构成危险的疾病的个人特殊生
理或者病理状态。

> **⚖ 法律提示**
>
> 　　《职业病防治法》第五条规定，用人单位应当建立、
> 健全职业病防治责任制，加强对职业病防治的管理，提
> 高职业病防治水平，对本单位产生的职业病危害承担
> 责任。

12. 什么是职业健康检查？

为加强职业健康检查工作，规范职业健康检查机构管理，保护劳动者健康权益，国家卫生健康委员会根据《职业病防治法》制定了《职业健康检查管理办法》。《职业健康检查管理办法》规定，职业健康检查是指医疗卫生机构按照国家有关规定，对从事接触职业病危害作业的劳动者进行的上岗前、在岗期间、离岗时的健康检查。

《职业健康检查管理办法》第十一条规定，按照劳动者接触的职业病危害因素，职业健康检查共分为六类：接触粉尘类；接触化学因素类；接触物理因素类；接触生物因素类；接触放射因素类；其他类（特殊作业等）。

《职业健康检查管理办法》第二十条规定，职业健康检查机构应当建立职业健康检查档案。职业健康检查档案保存时间应当自劳动者最后一次职业健康检查结束之日起不少于 15 年。职业健康检查档案应当包括下列材料：职业健康检查委托协议书；用人单位提供的相关资料；出具的职业健康检查结果总结报告和告知材料；其他有关材料。

《职业健康检查管理办法》第二十一条规定，县级以上地方卫生健康主管部门应当加强对本辖区职业健康检查机构的监督管理。按照属地化管理原则，制订年度监督检查计划，做好职业健康检查机构的监督检查工作。监督检查主要内容包括：相关法律法规、标准的执行情况；按照备案的类别和项目开展职业健康检查工作的情况；外出职业健康检查工作情况；职业健康检查质量控制情况；职业健康检查结果、疑似职业病的报告与告知以及职业健康检查信息报告情况；职业健康检查档案管理情况等。

⚖ **法律提示**

《职业病防治法》第三十六条规定，用人单位应当为劳动者建立职业健康监护档案，并按照规定的期限妥善保存。

职业健康监护档案应当包括劳动者的职业史、职业病危害接触史、职业健康检查结果和职业病诊疗等有关个人健康资料。

劳动者离开用人单位时，有权索取本人职业健康监护档案复印件，用人单位应当如实、无偿提供，并在所提供的复印件上签章。

13. 企业职工有哪些职业卫生保护权利？

根据《职业病防治法》第三十九条的相关规定，劳动者依法享有以下职业卫生保护权利：

（1）获得职业卫生教育、培训；

（2）获得职业健康检查、职业病诊疗、康复等职业病防治服务；

（3）了解工作场所产生或者可能产生的职业病危害因素、危害后果和应当采取的职业病防护措施；

（4）要求用人单位提供符合防治职业病要求的职业病防护设施和个人使用的职业病防护用品，改善工作条件；

（5）对违反职业病防治法律、法规以及危及生命健康的行为提出批评、检举和控告；

（6）拒绝违章指挥和强令进行没有职业病防护措施的作业；

（7）参与用人单位职业卫生工作的民主管理，对职业病防治工作提出意见和建议。

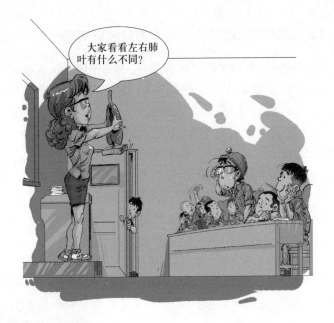

🕐 相关链接

　　为了保护自身健康，劳动者在职业病防治方面应当履行以下义务：

　　（1）认真接受用人单位的职业健康教育培训，努力学习和掌握必要的职业健康知识。

　　（2）遵守职业健康法律法规、制度和操作规程。

　　（3）正确使用与维护职业病危害防护设备及劳动防护用品。

　　（4）及时报告事故隐患。

　　（5）积极配合上岗前、在岗期间和离岗时的职业健康检查。

　　（6）如实提供职业病诊断、鉴定所需的有关资料等。

14. 我国职业病防治的基本方针政策有哪些？

职业病的产生与生产工作息息相关，《中华人民共和国安全生产法》（以下简称《安全生产法》）规定，安全生产工作应当以人为本，坚持人民至上、生命至上，把保护人民生命安全摆在首位，树牢安全发展理念，坚持安全第一、预防为主、综合治理的方针。

《职业病防治法》规定，我国职业病防治工作坚持预防为主、防治结合的方针，建立用人单位负责、行政机关监管、行业自律、职工参与和社会监督的机制，实行分类管理、综合治理。具体主要体现在以下四个方面：

（1）在做好建设项目的职业病防护设施与主体工程"三同时"（同时设计、同时施工、同时投入生产和使用），预防职业病危害产生的同时，要抓好用人单位现有的职业病危害的治理工作。

（2）用人单位在职业病防治工作中，要将"防"和"治"有机地结合起来。要通过作业场所检测、评价等管理机制，建立职业病危害识别、评价和控制的动态管理过程，及时发现问题，不断进行治理，通过"治"实现"防"。

（3）用人单位要通过开展劳动者健康检查，建立健康检查档案，动态监测劳动者的健康状况，及时发现健康隐患，防范职业病危害事故的发生。同时，制定、落实职业病危害事故应急救援预案，一旦发生了职业病危害事故，应当积极开展职业病病人的救治，挽救患者生命，减少事故损失。

（4）政府在职业病防治管理的过程中，应将预防职业病的发生同职业病发生后的处置相结合。政府通过建设项目管理、职业病危害申报、工作场所职业病危害监管等措施，防范职业病危害事故发生。用人单位违反法律规定，导致职业病危害事故发生的，应依法予以处理。通过治理整顿，督促用人单位改善劳动条件，有利于实现预防的目的。

15. 职业病患者的权益如何得到法律保障？

职业病患者权益的法律保障就是通过完善法律法规，加强执法，完善调解、仲裁、诉讼机制等一系列活动，使职业病患者获得一定赔偿或救助，以减轻劳动者因职业病而承受的生理、生活及精神的痛苦，保障职业病患者的合法权益。

根据《职业病防治法》的相关规定，职业病患者的权益应得到以下法律保障：

（1）当事人对职业病诊断有异议的，可以向作出诊断的医疗卫生机构所在地地方人民政府卫生行政部门申请鉴定。职业病诊断争议由设区的市级以上地方人民政府卫生行政部门根据当事人的申请，组织职业病诊断鉴定委员会进行鉴定。当事人对设区的市级职业病诊断鉴定委员会的鉴定结论不服的，可以向省、自治区、直辖市人民政府卫生行政部门申请再鉴定。

（2）职业病诊断鉴定委员会由相关专业的专家组成。省、自治区、直辖市人民政府卫生行政部门应当设立相关的专家库，需要对职业病争议作出诊断鉴定时，由当事人或者当事人委托有关卫生行政部门从专家库中以随机抽取的方式确定参加诊断鉴定委员会的专家。职业病诊断鉴定委员会应当按照国务院卫生行政部门颁布的职业病诊断标准和职业病诊断、鉴定办法进行职业病诊断鉴定，向当事人出具职业病诊断鉴定书。职业病诊断、鉴定费用由用人单位承担。

（3）用人单位应当保障职业病病人依法享受国家规定的职业病待遇。用人单位应当按照国家有关规定，安排职业病病人进行治疗、康复和定期检查。用人单位对不适宜继续从事原工作的职业病病人，应当调离原岗位，并妥善安置。用人单位对从事接触职业病危害的作业的劳动者，应当给予适当岗位津贴。

（4）职业病病人的诊疗、康复费用，伤残以及丧失劳动能力的职业病病人的社会保障，按照国家有关工伤保险的规定执行。

（5）职业病病人除依法享有工伤保险外，依照有关民事法律，尚有获得赔偿的权利的，有权向用人单位提出赔偿要求。

（6）劳动者被诊断患有职业病，但用人单位没有依法参加工伤保险的，其医疗和生活保障由该用人单位承担。

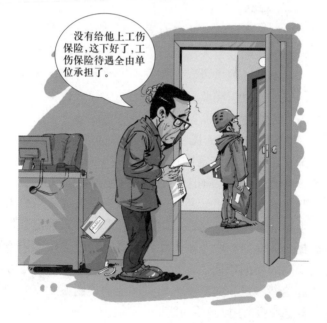

（7）职业病病人变动工作单位，其依法享有的待遇不变。用人单位在发生分立、合并、解散、破产等情形时，应当对从事接触职业病危害的作业的劳动者进行健康检查，并按照国家有关规定妥善安置职业病病人。

（8）用人单位已经不存在或者无法确认劳动关系的职业病病人，可以向地方人民政府医疗保障、民政部门申请医疗救助和生活等方面的救助。

法律提示

　　《职业病防治法》第四十六条规定，没有证据否定职业病危害因素与病人临床表现之间的必然联系的，应当诊断为职业病。

16. 职业病的赔偿制度是如何规定的？

　　《职业病防治法》规定，职业病病人依法享受国家规定的职业病待遇。《工伤保险条例》规定，职工因工作遭受事故伤害或者患职业病进行治疗，享受工伤医疗待遇。

　　《工伤保险条例》对工伤保险待遇进行了明确的规定。

　　（1）职工因工致残被鉴定为一级至四级伤残的，保留劳动关系，退出工作岗位，享受以下待遇。

　　1）从工伤保险基金按伤残等级支付一次性伤残补助金，标准为：一级伤残为27个月的本人工资，二级伤残为25个月的本人工资，三级伤残为23个月的本人工资，四级伤残为21个月的本人工资。

　　2）从工伤保险基金按月支付伤残津贴，标准为：一级伤残为本人工资的90%，二级伤残为本人工资的85%，三级伤残为本人工资的80%，四级伤残为本人工资的75%。伤残津贴实际金额低于当地最低工资标准的，由工伤保险基金补足差额。

　　3）工伤职工达到退休年龄并办理退休手续后，停发伤残津贴，按照国家有关规定享受基本养老保险待遇。基本养老保险待遇低于伤残津贴的，由工伤保险基金补足差额。

职工因工致残被鉴定为一级至四级伤残的，由用人单位和职工个人以伤残津贴为基数，缴纳基本医疗保险费。

（2）职工因工致残被鉴定为五级、六级伤残的，享受以下待遇。

1）从工伤保险基金按伤残等级支付一次性伤残补助金，标准为：五级伤残为18个月的本人工资，六级伤残为16个月的本人工资。

2）保留与用人单位的劳动关系，由用人单位安排适当工作。难以安排工作的，由用人单位按月发给伤残津贴，标准为：五级伤残为本人工资的70%，六级伤残为本人工资的60%，并由用人单位按照规定为其缴纳应缴纳的各项社会保险费。伤残津贴实际金额低于当地最低工资标准的，由用人单位补足差额。

经工伤职工本人提出，该职工可以与用人单位解除或者终止劳动关系，由工伤保险基金支付一次性工伤医疗补助金，由用人单位支付一次性伤残就业补助金。一次性工伤医疗补助金和一次性伤残就业补助金的具体标准由省、自治区、直辖市人民政府规定。

（3）职工因工致残被鉴定为七级至十级伤残的，享受以下待遇。

1）从工伤保险基金按伤残等级支付一次性伤残补助金，标准为：七级伤残为13个月的本人工资，八级伤残为11个月的本人工资，九级伤残为9个月的本人工资，十级伤残为7个月的本人工资。

2）劳动、聘用合同期满终止，或者职工本人提出解除劳动、聘用合同的，由工伤保险基金支付一次性工伤医疗补助金，由用人单位支付一次性伤残就业补助金。一次性工伤医疗补助金和一次性伤残就业补助金的具体标准由省、自治区、直辖市人民政府规定。

（4）职工因工死亡，其近亲属按照下列规定从工伤保险基金领取丧葬补助金、供养亲属抚恤金和一次性工亡补助金。

1）丧葬补助金为6个月的统筹地区上年度职工月平均工资。

2）供养亲属抚恤金按照职工本人工资的一定比例发给由因工死亡职工生前提供主要生活来源、无劳动能力的亲属。标准为：配偶每月40%，其他亲属每人每月30%，孤寡老人或者孤儿每人每月在上述标准的基础上增加10%。核定的各供养亲属的抚恤金之和不应高于因工死亡职工生前的工资。供养亲属的具体范围由国务院社会保险行政部门规定。

3）一次性工亡补助金标准为上一年度全国城镇居民人均可支配收入的20倍。

⚖ 法律提示

《工伤保险条例》第四十二条规定，工伤职工有下列情形之一的，停止享受工伤保险待遇：

（1）丧失享受待遇条件的；

（2）拒不接受劳动能力鉴定的；

（3）拒绝治疗的。

17.《职业病防治法》的主要内容有哪些？

现行的《职业病防治法》于2018年12月29日第四次修正，包括总则、前期预防、劳动过程中的防护与管理、职业病诊断与职业病病人保障、监督检查、法律责任以及附则共七章。主要内容包括：

（1）立法的宗旨

《职业病防治法》的立法宗旨是预防、控制和消除职业病危害，防治职业病，保护劳动者健康及其相关权益，促进经济社会发展。

（2）坚持预防为主

坚持预防为主，防治职业病关键在于预防，不少职业病目前尚无有效根治手段，但可以预防。因此，控制职业病必须从源头抓起。《职业病防治法》规定了建设项目职业病危害预评价制度、职业病危害项目申报制度、"三同时"制度等。这些制度体现了预防为主的方针政策，力求把预防控制措施提前到建设项目的论证、设计、施工阶段，从根本上消除职业病危害因素对劳动者的伤害。

（3）用人单位在职业病防治中的责任

用人单位应当为劳动者创造符合国家职业卫生标准和卫生要求的工作环境和条件，并采取措施保障劳动者获得职业卫生保护，应当建立健全职业病防治制度，对本单位产生的职业病危害承担责任，必须依法参加工伤保险。这些规定，明确了用人单位在防治职业病、保护劳动者健康方面的法定责任。

（4）职业卫生标准

《职业病防治法》规定，有关防治职业病的国家职业卫生标准，由国务院卫生行政部门制定并公布。这有利于建立和完善职业卫生标准体系，为法律的实施提供技术保障。

（5）劳动者的职业卫生保护权利

《职业病防治法》规定，劳动者依法享有职业卫生保护的权利。用人单位应当采取措施保障劳动者获得职业卫生保护。

（6）职业病的诊断、鉴定制度

职业病诊断是一项技术性和政策性都非常强的工作。《职业病防治法》规定，职业病的诊断应当由取得医疗机构执业许可证的医疗卫生机构承担。劳动者可在用人单位所在地、本人户籍所在地或者经常居住地依法承担职业病诊断的医疗卫生机构进行职业病诊断。当事人对职业病诊断有异议的，可以向作出诊断的医疗卫生机构所在地地方人民政府卫生行政部门申请鉴定。这些规定有利于规范职业病诊断和鉴定工作，确保职业病诊断和鉴定工作公平公正地进行。

（7）职业卫生监督职责划分

《职业病防治法》规定，县级以上人民政府职业卫生监督管理部门依照职业病防治法律、法规、国家职业卫生标准和卫生要求，依据职责划分，对职业病防治工作进行监督检查。该项规定明确了《职业病防治法》的实施需要在地方人民政府的统一领导下，做到相关部门各司其职、协调一致，这是做好职业病防治工作的重要保障。

18. 如何落实职业病病人的工伤保险待遇？

（1）有关工伤保险的法律规章

根据《工伤保险条例》和相关法律规定：

1）职工因工作遭受事故伤害或者患职业病进行治疗，享受工伤医疗待遇。职工治疗工伤应当在签订服务协议的医疗机构就医，情况紧急时可以先到就近的医疗机构急救。治疗工伤所需费用符合工伤保险诊疗项目目录、工伤保险药品目录、工伤保险住院服务标准的，从工伤保险基金支付。工伤保险诊疗项目目录、工伤保险药品目录、工伤保险住院服务标准，由国务院社会保险行政部门会同国务院卫生行政部门、药品监督管理部门等部门规定。职工住院治疗工伤的伙食补助费，以及经医疗机构出具证明，报经办机构同意，工伤职工到统筹地区以外就医所需的交通、食宿费用从工伤保险基金支付，基金支付的具体标准由统筹地区人民政府规定。工伤职工治疗非工伤引发的疾病，不享受工伤医疗待遇，按照基本医疗保险办法处理。工伤职工到签订服务协议的医疗机构进行工伤康复的费用，符合规定的，从工伤保险基金支付。

2）工伤职工因日常生活或者就业需要，经劳动能力鉴定委员会确认，可以安装假肢、矫形器、假眼、假牙和配置轮椅等辅助器具，所需费用按照国家规定的标准从工伤保险基金支付。

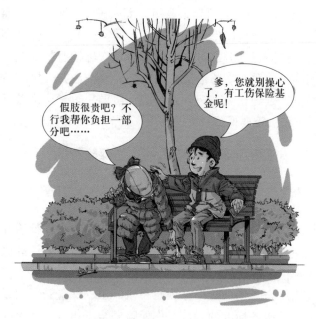

3）职工因工作遭受事故伤害或者患职业病需要暂停工作接受工伤医疗的，在停工留薪期内，原工资福利待遇不变，由所在单位按月支付。停工留薪期一般不超过12个月。伤情严重或者情况特殊，经设区的市级劳动能力鉴定委员会确认，可以适当延长，但延长不得超过12个月。工伤职工评定伤残等级后，停发原待遇，按照有关规定享受伤残待遇。工伤职工在停工留薪期满后仍需治疗的，继续享受工伤医疗待遇。生活不能自理的工伤职工在停工留薪期需要护理的，由所在单位负责。

（2）落实职业病病人的工伤保险待遇

落实职业病病人的工伤保险待遇是保障职业病病人生命健康的重中之重，职业病病人的工伤保险申请流程概括如下：

1）首先到用人单位开证明，去职业病诊断机构进行职业病诊断，对职业病诊断有异议的，可以申请职业病鉴定，职业病鉴定可以进行市级和省级两次鉴定。

2）按照《职业病防治法》被诊断、鉴定为职业病的，到统筹地区社会保险行政部门提出工伤认定申请。对劳动关系有争议，可以申请工伤认定中止，先对是否存在劳动关系以及劳动关系存在期限提出劳动仲裁。

3）需要进行劳动能力鉴定的，携带工伤认定决定和职工工伤医疗的有关资料，到设区的市级劳动能力鉴定委员会申请劳动能力鉴定。

4）劳动能力鉴定结论作出后，根据《工伤保险条例》的有关规定，由用人单位或工伤保险基金支付工伤保险待遇。

19. 化工行业常见的职业病危害因素有哪些?

化工行业中涉及的众多化工产品的原料、中间体与产品都具有一定的化学性质，加之生产过程中需要的辅助物料，以及生产过程中产生的副产物等，均可能是有毒物质。因此，从业人员在化工生产中有很大概率接触到化学毒物。此外，一线从业人员在许多作业过程中还会受到生产性粉尘、噪声等的影响。

（1）化学毒物

化工行业的职业病危害因素主要表现为各类化学毒物引起的职业性中毒。

化工行业中的刺激性毒物常引起呼吸系统损害，严重时可使人发生肺水肿；氰化物、砷、硫化氢、一氧化碳、醋酸胺、有机氟等易引起中毒性休克；砷、锑、钡、有机汞、三氯乙烷、四氯化碳等易引起中毒性心肌炎；白磷、四氯化碳、三硝基甲苯、三硝基氯苯等可引起肝损伤；重金属盐可造成中毒性肾损伤；窒息性气体、刺激性气体以及亲神经毒物均可引起中毒性脑水肿；苯的慢性中毒主要损害血液系统，表现为白细胞、血小板减少及贫血，严重时出现再生障碍性贫血；汞、铅、锰等可引起严重的中枢神经系统损害。橡胶、石油、印染、油漆涂料等行业还多发职业性肿瘤。

（2）生产性粉尘

在化工生产中，许多作业都会接触到粉尘。例如，化工机械制造的选型、电焊、研磨，树脂、染料的干燥、包装与储运等作业，橡胶加工中碳黑、滑石粉的使用，以及其他操作（如粉碎、拌和等）中，都会有粉尘飞散到空气中。粉尘包括很多种，如无机粉尘、有机粉尘、混合粉尘，其对人体的危害也是多种多样的。

（3）噪声

在化工生产中，机器转动、气体排放、工件撞击、机械摩擦等会产生大量噪声。化工行业的大量设备，如橡胶工业的密炼机、炼胶机，染料工业的冷冻机，化肥工业的造气炉，农药生产中的灌装机等都会产生噪声。从业人员长期在噪声很大的环境中工作，听力会快速下降，并会引发多种疾病。

（4）其他职业性危害

1）电离辐射。人类在生产和生活中都会接触到电离辐射，通常情况下，人体接触的主要是自然界中存在的天然本底辐射。天然本底辐射对人体几乎没有危害，而对人体危害较大的电离辐射大多存在于生产活动中，例如，核工业生产中对放射性矿物的开采、冶炼、包装、储运和使用，以及放射性物质的生产、加工、包装、储运和使用等环节。

2）振动。化工行业中产生振动的原因主要有：不平衡物体的转动，旋转物体的扭动和弯曲；活塞运动；物体的冲击、摩擦；空气冲击波等。常见的振动源有锻造机、冲床、切断机、压缩机、振动铣床、振动筛、送风机、振动传送带、印刷机等。

3）不良环境条件。化工生产中涉及的各类化学反应会产生高温高湿等不良环境条件，对从业人员的健康造成损害。高温高湿环境是由于生产过程中产生大量的水蒸气或生产工艺要求车间内保持较高的温度和相对湿度所致。例如，印染、缫丝、造纸等工艺，通常要求车间温度在 35 摄氏度以上，相对湿度在 90% 以上。

20. 矿山行业常见的职业病危害因素有哪些?

矿山行业中主要的职业病危害因素包括生产性粉尘、有害气体、异常气象条件、噪声和振动等。同时，由于井下劳动强度大、作业姿势不良、采光照明不佳等原因，极易发生工伤故。

（1）生产性粉尘

生产性粉尘是矿山行业中主要的职业病危害因素，矿山开采的凿岩、爆破、破碎、运输等作业均可产生大量的含硅量较高的粉尘，因此矿工患尘肺病的可能性较高。

（2）有害气体

在矿山生产过程中，矿工可能面临多种有害气体，主要有刺激性气体和窒息性气体，其中刺激性气体包括二氧化氮、二氧化硫、氨气等，窒息性气体包括瓦斯、一氧化碳、二氧化碳、硫化氢等。当这些气体的浓度超出安全范围时，会对人体造成严重危害，如中毒和窒息等，甚至可能导致死亡。

（3）异常气象条件

矿山井下气象条件的特点是湿度大、温差大。高温条件下，矿工的体温调节受到影响，可能导致中暑，出现头晕、恶心和体温过高等症状。低温条件下可能引发冻伤，易患感冒、上呼吸道炎症及风湿性疾病。

（4）噪声和振动

矿山中通常存在大型机械设备、爆破物等高噪声源，大型机械设备还往往伴随着持续的振动，如矿山井下作业中普遍存在的风动工具、皮带运输机发出的噪声和振动，这些职业病危害因素可引起职业性噪声聋和各种类型的振动病。

（5）其他危害因素

特殊类型的矿山中可能存在高频磁场，会引起头晕、乏力、记忆力衰退、血压波动等健康问题。劳动强度大和不良工作体位易使矿工患腰腿痛、关节炎等。矿山开采中的片帮冒顶以及机械造成的事故是矿工工伤发生的主要原因。

21. 冶金行业常见的职业病危害因素有哪些？

冶金行业生产中主要的职业病危害因素有高温、强辐射热、生产性粉尘、化学毒物、噪声和振动等。

（1）高温和强辐射热

冶金作业属于高温作业，在高温环境下工作时，人体可能出现一系列生理功能上的改变。这些改变在一定范围内属于人体的适应性反应，但超出此范围，就可能产生不良影响，甚至导致严重疾病。在冶金生产中，矿粉的加工烧结、炼焦、炼铁、炼钢、轧钢等环节都属高温作业，如进行锻造时，金属的温度为 800～900 摄氏度，灼热的物体辐射出的大量红外线易引起职业性白内障等疾病。在通风较差的车间内，夏季的室温长期在40 摄氏度以上，因此较易发生中暑。

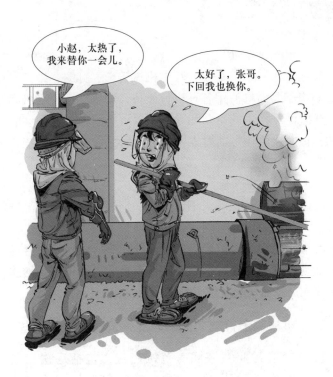

（2）生产性粉尘

在冶金行业中，从矿石原料的开采、运输、破碎到选矿、混料、烧结等生产环节都存在很高浓度的粉尘，金属铸造的许多环节中，如碾碎、筛砂、混砂、造型、落砂等也会产生大量粉尘。冶金从业人员长期接触生产性粉尘会导致尘肺病。

（3）化学毒物

在各种金属的精炼过程中，加热机器和金属需要大量燃料，这些燃料的燃烧会产生一氧化碳、二氧化硫等刺激性或窒息性气体。此外，冶炼工艺流程中使用的一些辅助材料，如硝盐、金属盐等，具有强烈的腐蚀性和毒性。一旦接触到这些物质，可能导致人体急性或慢性中毒，甚至直接造成皮肤损伤。

（4）噪声和振动

冶金行业属于重工业，其中机械铸造、打磨、抛光和切割等工序均需要大量使用各种机械设备，如空气锤、电机和风机等。这些设备产生的振动和噪声不仅可能引发局部振动病和噪声聋，长期接触还可能对人体的心血管系统和神经系统造成不良影响。

（5）其他危害因素

冶金从业人员接触火焰、钢水、钢渣、钢锭等高温物体的频率较高，极容易发生灼伤；接触强辐射热的从业人员，易患火激红斑、色素沉着、毛囊炎及皮肤化脓等疾病；高温还会使肠道活动出现抑制反应，导致消化不良和胃肠道疾病增多；冶金从业人员高血压的发病率也比一般人高。

22. 机械制造行业常见的职业病危害因素有哪些？

机械制造行业领域涵盖范围广泛，包括运输工具、机床、农业机械、纺织机械、动力机械和精密仪器等各种机械的制造，通常涉及铸造、锻造、热处理、机加工以及装配等工艺，工种多样，但面临的职业病危害因素大致相似，主要包括生产性粉尘，高温和辐射热，有害气体，噪声、振动和紫外线等。

（1）生产性粉尘

在型砂配制、制型、落砂、清砂等生产过程中，都会出现粉尘飞扬的现象，特别是用喷砂工艺修整铸件时，粉尘浓度很高，所用的石英危害较大。在机械加工过程中，对金属零件的磨光与抛光会产生金属和矿物性粉尘，可引起铸工尘肺。电焊时焊药、焊条芯及被焊接的材料，在高温下蒸发产生大量的电焊粉尘和有害气体，长期吸入较高浓度的电焊粉尘可引起电焊工尘肺。

（2）高温和辐射热

机械制造行业的高温和辐射热主要来自铸造、锻造和热处理等环节。铸造车间的熔炉、干燥炉、熔化的金属、热铸件，锻造及热处理车间的加热炉和炽热的金属部件等都会产生强烈的辐射热，形成高温环境，严重时会引发中暑。

（3）有害气体

机械制造行业的主要有害气体包括熔炼炉和加热炉产生的一氧化碳和二氧化碳（加料口处的浓度往往很高）；用酚醛树脂等作黏合剂时产生的甲醛和氨气；黄铜熔炼时产生的氧化锌烟（可引起"铸造热"）；热处理时产生的有机溶剂，如苯、甲苯、甲醇等的蒸气；电镀时产生的铬酸雾、镍酸雾、硫酸雾及氰化氢气体等；电焊时产生的一氧化碳和氮氧化物；喷漆时产生的苯、甲苯及二甲苯蒸气等。

（4）噪声、振动和紫外线

机械制造过程中，使用砂型捣固机、风动工具、锻锤、砂轮、铆钉等，均可产生强烈的噪声和振动；电焊、气焊、亚弧焊及等离子弧焊产生的紫外线，如防护不当均可引起电光性眼炎。

（5）其他危害因素

在机械化程度较差的企业，浇铸、落砂、手工锻造等都是较繁重的体力劳动，即使使用气锤或水压机，由于需要变换工件的位置和方向，体力劳动强度也很大，加之作业环境温度较高，易引起体温调节和心血管系统功能的改变。铸造和锻造作业的外伤及烫伤发生率较高，多是由于铁水、钢水、铁屑、铁渣飞溅所致；机加工车间发生眼、手指外伤的较多。另外，金属切削过程中使用的冷却液对作业人员的皮肤也有一定的危害。

23. 职业病三级预防原则是什么？

（1）一级预防

一级预防又称病因预防，是指从根本上杜绝职业病危害因素对人的作用，具体表现为改进生产工艺和生产设备、更新完善规范标准、合理使用劳动防护用品与职业禁忌证的筛检等。

1）改进生产工艺和生产设备。确保工艺与设备符合《工业企业设计卫生标准》（GBZ 1—2010）及其他相关标准，如企业采取通风措施来降低或消除工作场所中的有害气体，在生产工艺中以无毒或低毒物质代替有毒或剧毒物质等。

2）更新完善规范标准。如国家卫生健康委员会于2019年更新修订了《工作场所有害因素职业接触限值 第1部分：化学有害因素》（GBZ 2.1—2019）。

3）合理使用劳动防护用品与职业禁忌证筛检。合理利用防护设施及劳动防护用品，以减少作业人员接触职业病危害因素的机会和程度。《职业健康监护技术规范》（GBZ 188—2014）规定，对人群中处于高危状态的个体，可依据职业禁忌证的标准进行检查，凡有职业禁忌证者，不应参加与之相关的工作。

（2）二级预防

二级预防又称发病预防，是指提前检测职业病危害因素或对发现人体受到其所致的疾病予以早期治疗、干预。二级预防主要手段是定期进行环境中职业病危害因素的检测和对接触者进行定期体格检查，评价、控制工作场所职业病危害程度，加强治理，使工作场所职业病危害因素的浓度（强度）符合国家职业卫生标准。

（3）三级预防

三级预防是指在职工患职业病以后，对其进行合理的康复处理，包括对职业病病人的医疗保障，对疑似职业病病人进行诊断。应保障职业病病人享受工伤保险待遇，安排职业病病人进行治疗、康复和定期检查，对不适宜继续从事原工作的职业病病人，应当调离原岗位并妥善安置。

法律提示

　　《职业病防治法》第三条规定，职业病防治工作坚持预防为主、防治结合的方针，建立用人单位负责、行政机关监管、行业自律、职工参与和社会监督的机制，实行分类管理、综合治理。

二、粉尘的危害与控制

24. 什么是生产性粉尘?

粉尘是对能较长时间悬浮于空气中的固体颗粒物的总称。粉尘是一种气溶胶,固体微小尘粒实际是分布于以空气作为胶体溶液里的固体分散介质。国际标准化组织规定,粒径小于75微米的固体悬浮物为粉尘。

(1)生产性粉尘的概念

生产性粉尘是指在生产过程中形成的、能长时间飘浮在空气中的固体微粒,其粒径多为0.1~10微米。生产性粉尘不仅污染环境,还影响着作业人员的身体健康。粉尘能够对人体造成

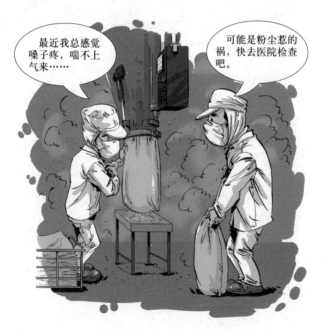

多种损害，其中以呼吸系统损害最为明显和严重，粉尘导致的疾病包括上呼吸道炎症、肺炎、肺肉芽肿、肺癌、尘肺病以及其他职业性肺部疾病等。

（2）生产性粉尘的来源

生产性粉尘的来源十分广泛，如矿山行业中的开采、开凿、运输等工艺；冶金行业中的原料准备、矿石粉碎等工艺；机械制造行业中的原料破碎、配料、清砂等工艺；耐火材料、玻璃、水泥、陶瓷等行业中的原料加工、打磨、包装等工艺；皮毛、纺织行业的原料处理等工艺；化工行业中的固体颗粒原料的加工处理、包装等工艺；物质加热时产生的蒸气在空气中凝结或被氧化形成的烟尘等。若工艺过程中防尘措施不力，上述生产工艺均可产生大量生产性粉尘。

25. 粉尘如何进行分类？

粉尘的分类方法有很多，一般按照其自身特征和职业病危害进行分类。

（1）根据粉尘的性质进行分类

根据粉尘的性质，可将其分为三类：

1）无机粉尘。包括金属性粉尘，如铝、铁、锡、铅、锰等的粉尘；矿物性粉尘，如石英、石棉、滑石、煤等的粉尘；人工合成的无机粉尘，如水泥、玻璃纤维、金刚砂等的粉尘。

2）有机粉尘。包括植物性粉尘，如木材、烟草、棉、麻、谷物、茶、甘蔗等的粉尘；动物性粉尘，如畜毛、羽毛、骨质的粉尘；人工合成的有机粉尘等。

3）混合性粉尘。生产中最为常见的是上述各类粉尘的两种或多种混合物，即混合性粉尘。

（2）根据粉尘粒子在空气中停留的状况进行分类

由于粉尘粒子的成分不同、形状不一、密度各异，为了对其进行测定和相互比较，目前统一采用空气动力学直径来表示其大小。空气动力学直径是指，若某一种类的粒子在空气中的沉降速度与一种密度为每立方米 1 千克的球形粒子的沉降速度一样，则球形粒子的直径即为该种粒子的空气动力学直径，本书中简称为粒径。

根据粉尘粒子在空气中停留的时间，可以将粉尘分为以下三种：

1）降尘。一般指粒径大于 30 微米，在重力作用下可以降落的颗粒状物质。

2）飘尘。指粒径小于 10 微米的微小颗粒，如烟和雾中的颗粒状物质。

3）气溶胶。以微细的固体颗粒分散于空气中的分散体系称为气溶胶。

（3）根据粉尘粒子在呼吸道沉积部位不同进行分类

不同粒径的粉尘粒子进入人体呼吸道的深度和在呼吸道沉积的部位不同，有些粉尘被人体吸入后又被呼出。据此可以将粉尘分为以下三类：

1）非吸入性粉尘。指粒径大于 15 微米，被吸入呼吸道的概率非常小的粉尘。

2）可吸入性粉尘。指粒径小于 15 微米，可以吸入呼吸道并进入胸腔范围的粉尘。

3）呼吸性粉尘。指粒径小于 5 微米，可到达呼吸道深部和肺泡区，进入气体交换区域的粉尘。

知识学习

同一种粉尘，在作业环境中浓度越高，人在其中的暴露时间越长，对人体危害越严重。粉尘浓度稳定时，接触时间可以代表累积接触量。

人体对于一些有机粉尘具有一定的降解抵抗能力，排除过敏和中毒情况，其危害相对较低，而无机粉尘一般无法被人体降解，多数是尘肺病的元凶。

26. 哪些工种易接触粉尘?

许多作业现场都有粉尘存在，因此，作业现场所有工种的一线作业人员都会或多或少地接触粉尘，但具体接触粉尘的类型及其浓度与工种或工作具体环境有很大相关性。以下是几类容易接触粉尘的典型工种作业人员和对应的粉尘类型及其可能导致的疾病。

（1）建筑工人

在建筑施工现场工作，主要会暴露于水泥、石膏和木材等粉尘中，可能导致尘肺病、皮肤病和呼吸系统问题。

（2）矿井工人

几乎所有矿井中都存在大量粉尘，其粉尘类型根据矿井矿物类型而有所差异，多数属于无机粉尘，同时矿井中粉尘粒径大小各异，存在大量呼吸性粉尘，在缺乏适当的劳动防护用品和良好的通风条件时，工人会在极短时间内患上尘肺病以及其他一系列呼吸系统疾病。

（3）金属冶炼及加工工人

金属冶炼及加工车间中通常存在大量金属矿物粉尘，金属冶炼及加工处理企业的工人长期暴露在粉尘环境中，如焊工、打磨工等，如果在通风条件较差的环境中工作极易导致尘肺病。

（4）农民和农场工人

农民和农场工人会接触来自农作物和化学药物的粉尘，也有一定概率导致呼吸系统疾病和皮肤过敏等症状。

（5）木工与家具工人

伐木工人、家具厂和木雕厂的工人，以及从事室内装修和木制品制作的作业人员等，长时间暴露在高浓度的木粉尘环境下，相较一般人群更容易受到木粉尘的危害。

💡 知识学习

在我国，对于粉尘的关注主要集中于矿山、金属冶炼和机械加工行业，而对于木粉尘的关注相对较低。事实上，木粉尘与矿山和金属行业中的无机粉尘相比，也具有其独特的危害性。

世界卫生组织国际癌症研究机构公布的致癌物清单中，木粉尘被列为1类致癌物（即确认人类致癌物）。木材中天然存在的化学物质以及微生物，如细菌、真菌，会对人体健康造成损害。木粉尘中含有一定数量的焦油、单宁、单宁酸、不饱和苯烃及其氧化物等物质，长时间暴露于高浓度木粉尘环境中的人，鼻腔中会积聚木粉尘，导致鼻腺癌、淋巴瘤等疾病。此外，木粉尘也会释放有毒化学物质，刺激眼睛、鼻子和喉咙，引发皮肤炎症，损害呼吸系统，造成肺活量减少和过敏反应等。

27. 粉尘是如何影响人体健康的？

粉尘可以通过多种途径进入人体，如呼吸道、眼睛、皮肤等，其中以呼吸道为主要途径。被吸入人体呼吸道的粉尘大部分被呼出体外，余下的可吸入性粉尘大多在呼吸道内沉积下来，只有小部分的粉尘能够到达肺泡区。这些粉尘颗粒可能携带可溶性物质或吸附了空气中的其他有害物质，根据其溶解性的不同，有些会溶解于呼吸道或肺泡内的黏液中，从而被人体吸收，直接引发中毒反应。而无机粉尘一旦抵达肺泡就难以去除，将长期损害肺部，造成大量肺泡死亡，使肺逐步失去呼吸功能。

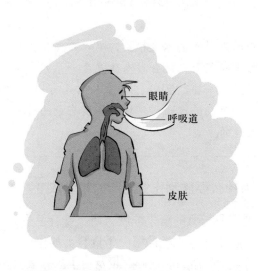

　　粉尘的不同特性可对人体造成各种不同的损害，如可溶性有毒粉尘进入呼吸道后，会被很快吸收并融入血液，引起中毒；放射性粉尘可造成放射性损伤；某些硬质粉尘可损伤角膜及结膜，引起角膜混浊和结膜炎等；粉尘堵塞皮脂腺和机械性刺激皮肤时，可引起粉刺、毛囊炎、脓皮病及皮肤皲裂等；粉尘进入外耳道混在皮脂中，可形成耳垢等。粉尘对机体影响最大的是对呼吸系统的损害，包括上呼吸道炎症、肺炎（如锰尘）、肺肉芽肿（如铍尘）、肺癌（如石棉尘、砷尘）、尘肺病（如二氧化硅）以及其他职业性肺部疾病等。

📖 知识学习

　　人体具有很强的防御功能，能通过各种清除功能，使进入呼吸道的绝大部分粉尘排出体外或被人体降解，包括鼻腔、喉、气管、支气管的阻留作用，呼吸道上皮黏液纤毛系统的排除作用和肺泡巨噬细胞的吞噬作用等。

　　但长期吸入高浓度粉尘，吸入的粉尘量超过人体正常的防御功能时，就会对人体产生一系列危害，其中最严重的是尘肺病。因此，尽管人体具有一定防御功能，但尽量避免高浓度粉尘环境或使用有效的劳动防护用品才是最佳的方案。

28. 为什么要监测作业场所的粉尘浓度？

　　要控制作业场所的粉尘浓度，使之符合卫生标准要求，首先必须获得粉尘作业现场的第一手资料，如作业场所空气中粉尘浓度、粉尘中游离二氧化硅含量及粉尘的分散度等基本情况。这是作业场所粉尘监测工作的主要内容，同时也是安全生产的需要。作业场所粉尘监测是评价所采用的或改进的防尘措施效果的依据，准确的作业场所粉尘监测是防尘工作的一个重要组成部分，是做好作业场所环境卫生学评价和搞好安全生产不可缺少的环节，也是评价粉尘控制效果最有效的手段。

📖 知识学习

　　作业场所是指从业人员进行职业活动的所有地点，包括建设单位施工场所。作业场所粉尘监测有以下四种。

（1）评价监测

适用于建设项目职业病危害因素预评价、建设项目职业病危害因素控制效果评价和职业病危害因素现状评价等。

（2）日常监测

对作业场所空气中有害物质浓度进行日常的定期监测。

（3）监督监测

职业卫生监督管理部门对用人单位进行监督时，对作业场所空气中有害物质浓度进行的监测。

（4）事故性监测

作业场所发生职业病危害事故时进行的紧急采样监测。

🔬 **相关链接**

在评价职业接触限值为时间加权平均容许浓度时，应根据《工作场所空气中有害物质监测的采样规范》（GBZ 159—2004）选定有代表性的采样点，在空气中有害物质浓度最高的工作日采样1个工作班。

29. 粉尘危害的防护原则是什么？

粉尘作业的劳动防护管理应采取三级防护原则。

（1）粉尘作业一级防护原则

一级防护管理措施主要包括以下五点。

1）综合防尘。尽可能采用不含游离二氧化硅或游离二氧化硅含量低的材料代替游离二氧化硅含量高的材料；在工艺要求许可的条件下，尽可能采用湿法作业；使用劳动防护用品，做好个人防护。

2）定期检测。对作业环境中的粉尘浓度实施定期检测，将作业环境中的粉尘浓度控制在国家标准规定的允许范围之内。

3）职业健康检查。根据国家有关规定，对职工进行上岗前的职业健康检查，对有职业禁忌证的职工、未成年工、女职工，不得安排其从事禁忌范围的工作。

4）宣传教育。普及防尘的基本知识。

5）加强维护。对除尘系统必须加强维护和管理，使除尘系统处于完好、有效的状态。

（2）粉尘作业二级防护原则

二级防护管理措施主要包括：建立专人负责的防尘机构，制定防尘规划和各项规章制度；对新从事接触粉尘作业的职工，必须进行职业健康检查；对在职的从事接触粉尘作业的职工，必须定期进行职业健康检查，发现不宜从事接触粉尘作业的职工，要及时调整岗位。

（3）粉尘作业三级防护原则

三级防护管理措施主要包括：对已确诊为尘肺病的职工，应及时调整工作岗位，安排合理的治疗或疗养，患者的社会保险待遇按国家有关规定处理。

🏛 知识学习

粉尘危害三级防护原则应区别于职业病危害三级预防原则，二者的针对对象有所区别，但可以从粉尘危害三级防护原则的具体管理措施看出其遵循了职业病三级预防原则的思路。

30. 粉尘综合治理的"八字方针"是什么？

综合防尘措施可概括为八个字，也就是常说的粉尘综合治理"八字方针"，即"革、水、密、风、护、管、教、检"。

"革"：工艺改革。以低粉尘、无粉尘物料代替高粉尘物料，以不产尘设备、低产尘设备代替高产尘设备，这是减少或消除粉尘污染的根本措施。

"水"：湿式作业可以有效地防止粉尘飞扬。例如，矿山开采的湿式凿岩、铸造业的湿砂造型等。

"密"：密闭尘源。使用密闭的生产设备或者将敞口设备改成密闭设备，是防止和减少粉尘外逸，治理作业场所空气污染的重要措施。

"风"：通风排尘。受生产条件限制，设备无法密闭或密闭后仍有粉尘外逸时，要采取通风措施，将产尘点的含尘气体直接抽走，确保作业场所空气中的粉尘浓度符合国家卫生标准。

"护"：受生产条件限制，粉尘无法控制而难以避免作业人员在高浓度粉尘条件下作业时，必须合理、正确地使用防尘口罩、防尘服等劳动防护用品。

"管"：企业主要负责人要重视防尘工作，防尘设备要改善，其维护管理要加强，并确保设备的良好、高效运行。

"教"：加强防尘工作的宣传教育，普及防尘知识，使接触粉尘的作业人员对粉尘危害有充分的了解和认识。

"检"：定期对接触粉尘的作业人员进行体检；对从事特殊作业的人员应发放保健津贴；有职业禁忌证的人员，不得从事接触粉尘的作业。

> **相关链接**
>
> 　　活动性结核病、严重的上呼吸道和支气管疾病、显著影响肺功能的肺或胸膜病变、严重的心血管疾病等患者不能从事接触粉尘作业。

31. 职业卫生监护可分为哪几类？

职业卫生监护分为上岗前健康检查、在岗期间定期健康检查、离岗时健康检查、离岗后医学随访检查和应急健康检查五类。

（1）上岗前健康检查

上岗前健康检查的主要目的是发现有无职业禁忌证，建立接触职业病危害因素人员的基础健康档案。上岗前健康检查均为强制性职业卫生检查，应在开始从事相关作业前完成。

（2）在岗期间定期健康检查

在岗期间定期健康检查的目的主要是：早期发现职业病病人、疑似职业病病人或劳动者的其他健康异常改变；及时发现有职业禁忌证的劳动者；通过动态观察劳动者群体健康变化，评价工作场所职业病危害因素的控制效果。

（3）离岗时健康检查

劳动者在准备调离或脱离所从事的职业病危害作业环境或岗位前，应进行离岗时健康检查，主要目的是确定其在停止接触职业病危害因素时的健康状况。

（4）离岗后医学随访检查

如接触的职业病危害因素具有慢性健康影响，或发病有较长的潜伏期，在脱离接触后仍有可能发生职业病，需进行离岗后医学随访检查。例如，尘肺病的潜伏期最长可达20年，劳动者在离岗后需进行医学随访检查。

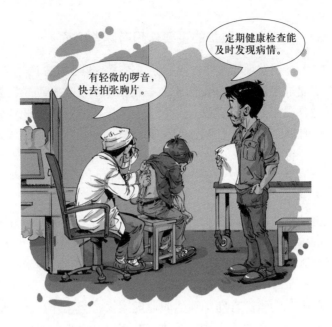

（5）应急健康检查

当发生急性职业病危害事故时，对遭受或者可能遭受急性职业病危害的劳动者，应及时组织应急健康检查。从事可能产生职业性传染病作业的劳动者，在疫情流行期或近期密切接触传染源者，应及时开展应急健康检查，随时监测疫情动态。

相关链接

下列人员应进行上岗前健康检查：

（1）拟从事接触职业病危害因素作业的新录用人员，包括转岗到该种作业岗位的人员。

（2）拟从事有特殊健康要求作业的人员，如高处作业、电工作业、驾驶作业等。

32. 职业卫生监护的主要作用有哪些方面？

（1）早期发现职业病、职业健康损害、职业禁忌证

职业卫生监护的首要任务之一是在疾病发生初期及时发现职业病、职业健康损害以及与职业病危害因素相关的职业禁忌证。这有助于早期干预和治疗，从而减轻职业病对职工健康和生活质量的影响。

（2）跟踪观察职业病及职业健康损害的发生、发展规律及分布情况

通过持续的监测和观察，职业卫生监护可以帮助研究者和政府机构了解职业病和职业健康损害的发生规律和分布情况，以便于制定更有效的职业卫生政策和指导采取预防措施。

（3）评价职业健康损害与职业病危害因素的关系

职业卫生监护有助于评估职业健康损害与工作环境中职业病危害因素之间的关系，包括危害的程度和潜在的风险。这有助于识别潜在的健康威胁并采取适当的控制措施。

（4）识别新的职业病危害因素和高危人群

职业卫生监护不仅关注已知的职业病危害因素，还致力于识别新的风险因素。此外，它有助于确定高危职工群体，以便采取针对性的防护和培训措施。

（5）进行目标干预

职业卫生监护的一个核心职责是制定和执行目标干预措施，以降低职工受到职业病危害的风险。目标干预包括改善作业环境条件，改革生产工艺，采用有效的防护设施和劳动防护用品，以及对职业病病人及时医治，对疑似职业病病人进行适当的处理。

（6）评价预防和干预措施的效果

职业卫生监护不仅是为了制定政策和措施，还需要监督和评估这些政策和措施的效果。通过跟踪职业病的发生率和职业

健康损害的减少情况，可以确定哪些措施有效，哪些需要进一步改进，以确保职工的健康和安全。

相关链接

　　用人单位有以下职业卫生监护职责：

　　（1）对从事接触职业病危害因素作业的劳动者进行职业卫生监护；

　　（2）制定职业卫生监护制度和实施细则；

　　（3）建立职业卫生监护档案管理制度，有专人负责管理档案；

　　（4）保障职业卫生监护经费和劳动者上岗前、在岗期间、离岗时的职业健康检查和离岗后的医学随访检查。

33. 什么是尘肺病？尘肺病是如何分类的？

　　尘肺病是由于在生产环境中长期吸入生产性粉尘而引起的肺弥漫性间质纤维化改变的全身性疾病，是职业病中影响面最广、危害最严重的一类疾病。根据《职业病分类和目录》，目前我国将尘肺病分为13类，这些法定职业病及其主要致病原因如下。

　　（1）矽肺，因吸入主要成分为游离二氧化硅的粉尘所致。

　　（2）煤工尘肺，因接触游离二氧化硅含量较低的煤尘所致。

　　（3）石墨尘肺，因接触较高浓度的石墨粉尘所致。

　　（4）碳黑尘肺，因吸入碳黑粉尘所致。

　　（5）石棉肺，因吸入石棉粉尘所致。

　　（6）滑石尘肺，因吸入滑石粉尘所致。

　　（7）水泥尘肺，因吸入成品水泥粉尘所致。

　　（8）云母尘肺，因接触含有一定量的游离二氧化硅、云母粉尘所致。

（9）陶工尘肺，属于混合性尘肺，吸入粉尘性质较杂，主要为含高岭土和一定量游离二氧化硅的粉尘。

（10）铝尘肺，因长期吸入金属铝粉或氧化铝粉尘所致。

（11）电焊工尘肺，因长期吸入电焊时产生的烟尘所致，这种烟尘成分与使用的焊条成分有关，属于混合性尘肺。

（12）铸工尘肺，因吸入游离二氧化硅含量很低的黏土、石墨、石灰石、滑石等混合性粉尘所致。

（13）根据相关标准文件可以诊断的其他尘肺病。

在13类尘肺病中，其严重程度主要与生产性粉尘中的二氧化硅含量有关，以矽肺最严重，其他尘肺病的病理改变和临床表现相对较轻。

知识学习

矽肺是尘肺病中进展最快、最为严重、最常见、影响面较广的一种职业病。可能发生矽肺的作业有：采矿业的各种黑色、有色金属以及煤、氟、硫、磷等矿山的采掘、爆破、运输、原料破碎等作业；筑路、开凿隧道、建筑施工、水利施工、地质勘探等作业；石英加工、玻璃、陶瓷、耐火材料业的原料破碎、过筛、拌料等作业；机械制造业的翻砂、清砂、喷砂等作业。

34. 为什么尘肺病比其他职业病危害更大？

尘肺病是吸入粉尘颗粒，尤其是硅尘、煤尘、金属尘等引起的一种肺部疾病。人体长期暴露在粉尘环境中，可导致肺部组织受损，引发呼吸困难、肺功能下降等严重症状，甚至可导致死亡。尘肺病是一种很难治愈的职业病，对患者的身体健康和生活质量造成了严重的影响，也对医疗资源和社会经济造成了负担。

　　在所有患职业病的人群中，尘肺病患者占据绝大多数，不论是从患者数量还是疾病致残、致死能力来看，尘肺病都是情况最为严重的一类职业病。在职业卫生和安全生产领域，尘肺病是一个长期以来备受关注的问题。企业有责任确保工作场所安全，防止职工暴露于有害粉尘之中，应该采取的行动包括给予适当的防护措施、提供培训、进行健康监测等。但尽管针对尘肺病的规章标准与防护设备在不断更新与发展，现阶段我国仍有成千上万的尘肺病患者，例如，据国家卫生健康委员会公布的有关数据，2022 年我国新增职业性尘肺病 7 577 例，且患者的数量还在逐年递增。

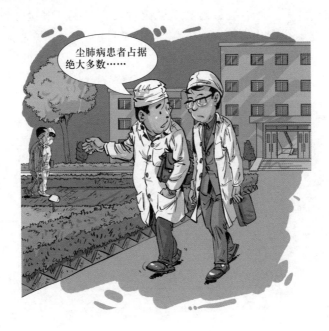

尘肺病在所有职业病中也是形势极为严峻的一种，需要得到更加充分的重视和管理。尘肺病防治工作的重要性在于保护职工的生命和健康，以及减轻医疗和社会保障系统的负担。因此，个人与社会都应该关注尘肺病的危害与预防知识，尤其对于广大的一线职工而言，粉尘无处不在，懂得如何预防尘肺病无疑是对自己的生命健康和家庭幸福的一道重要保障。

35. 尘肺病对人体有哪些损害？

粉尘进入肺部后，会引起肺炎、慢性阻塞性肺疾病、肺部肿瘤、尘肺病等。其中，尘肺病发病一般比较缓慢。以矽肺为例，接触较低浓度二氧化硅粉尘，多在 15～20 年后才发病。但发病后，即使脱离粉尘作业环境，病变仍会继续发展。少数由于持续吸入高浓度二氧化硅粉尘，经 1～2 年即发病者，称为速发型矽肺。还有些接触者，虽接触较高浓度二氧化硅粉尘，但在脱离粉尘作业时 X 线胸片未发现明显异常，或发现异常

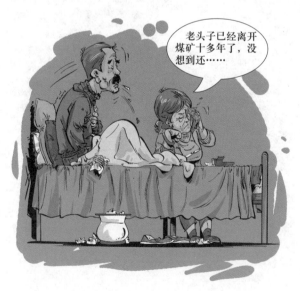

但尚不能被诊断为矽肺，在脱离粉尘作业若干年后被诊断为矽肺，称为晚发型矽肺。尘肺病病人常见的症状有咳嗽、咯痰、胸痛、气短及肺功能减退等，很多患者最终因肺的广泛纤维化出现呼吸衰竭或合并感染、气胸而死亡。

36. 尘肺病的严重程度主要与什么有关？

（1）暴露时间和浓度

长期暴露于粉尘、烟雾和有害气体等职业病危害因素中，会增加患尘肺病的风险。暴露的时间越长、浓度越高，疾病就越严重。一般来说，人体可将98%的进入呼吸道的粉尘在24小时内通过各种途径排出体外，粉尘浓度过大，超过机体清除能力时，滞留在肺内的量越大，病理改变也越严重。

（2）职业病危害因素的性质

不同类型的粉尘和有害气体可能导致不同类型的尘肺病，而某些物质可能更容易引起严重的尘肺病。以石英为例，各种不同石英变体的致肺部纤维化能力从大到小依次为鳞石英、方石英、石英、柯石英、斯石英；不同的石英晶体结构致肺部纤维化能力从大到小依次为结晶型、隐晶型、无定型。

（3）个体易感性

个体差异也在尘肺病的发病和严重程度上扮演重要角色。有慢性呼吸道炎症者，其呼吸道的清除功能较差，易使呼吸系统受到感染，促使尘肺病病程迅速进展和加剧。此外，个体因素如年龄、身体素质、个人卫生习惯、营养状况等也是影响尘肺病发病的重要因素。

（4）防护措施

采取适当的防护措施，如佩戴口罩等呼吸防护用品，可以减小职业病危害因素对人体的影响，从而减轻尘肺病的严重程度。

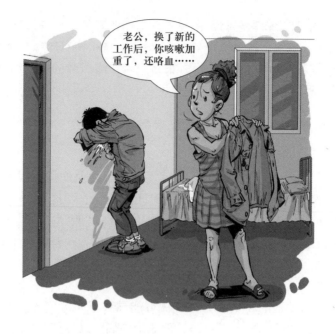

（5）早期诊断和治疗

及早发现尘肺病并采取治疗措施可以帮助减轻疾病的严重程度。如果尘肺病在早期被诊断并得到适当的医疗管理，病情的发展可以得到更好的控制。

相关链接

接触游离二氧化硅粉尘的作业非常广泛，遍及许多领域。例如，各种金属、非金属、煤炭等矿山的采掘作业中的凿岩、掘进、爆破、运输等；修建公路、铁路、水利电力工程时开挖隧道；冶金业、制造业、加工业，如冶炼厂、石粉厂、玻璃厂、耐火材料厂生产过程中的原料破碎、研磨、筛分、配料等工序；机械制造业铸造车间的原料粉碎、配料、铸型、打箱、清砂、喷砂等生产过程。另外，陶瓷厂原料准备、珠宝加工、石器加工等均能产生大量含游离二氧化硅粉尘。通常将接触含有10%以上游离二氧化硅粉尘的作业，称为矽尘作业。

📖 知识学习

不同程度的尘肺病对应的职工工伤与职业病致残等级不同，由重到轻依次为：

（1）一级伤残：尘肺三期伴肺功能重度损伤及（或）重度低氧血症。

（2）二级伤残：具备下列三种情况之一。

1）尘肺三期伴肺功能中度损伤及（或）中度低氧血症；

2）尘肺二期伴肺功能重度损伤及（或）重度低氧血症；

3）尘肺三期伴活动性肺结核。

（3）三级伤残：具备下列三种情况之一。

1）尘肺三期；

2）尘肺二期伴肺功能中度损伤及（或）中度低氧血症；

3）尘肺二期合并活动性肺结核。

（4）四级伤残：具备下列三种情况之一。

1）尘肺二期；

2）尘肺一期伴肺功能中度损伤或中度低氧血症；

> 3）尘肺一期伴活动性肺结核。
>
> （5）六级伤残：尘肺一期伴肺功能轻度损伤及（或）轻度低氧血症。
>
> （6）七级伤残：尘肺一期，肺功能正常。

37. 粉尘类型对尘肺病的影响有哪些？

（1）粉尘的化学成分、浓度和接触时间

工作场所空气中粉尘的化学成分和浓度直接决定其对人体危害性质和严重程度。如含游离二氧化硅粉尘易导致肺部纤维化；铅及其化合物的粉尘会被肺组织吸收，引起中毒；铍、铝等的粉尘可导致过敏性哮喘或肺炎。同一种粉尘，作业环境空气中浓度越高，人在其中的暴露时间越长，对人体危害越严重。

（2）粉尘的分散度

分散度是指粉尘颗粒大小的组成，以不同粒径粉尘在全体粉尘中所占百分比或不同质量的粉尘占全体粉尘质量的百分比来表示，前者称为粒子分散度，后者称为质量分散度，粒径或质量小的颗粒越多，分散度越高。粉尘粒子分散度越高，其在空气中飘浮的时间越长，沉降速度越慢，被人体吸入的机会就越多。此外，粉尘的分散度越高，比表面积越大，越容易参与理化反应，对人体危害越大。

同一粒径的粉尘粒子，在空气中具有相同的沉降速度和悬浮时间，并趋向于沉降在人体呼吸道内的相同区域。一般认为，粒径小于15微米的粒子可进入呼吸道，其中10～15微米的粒子主要沉积在上呼吸道。

（3）粉尘的硬度

粒径较大、外形不规则、坚硬的粉尘粒子可能引起呼吸道黏膜机械性损伤，而进入肺泡的粉尘粒子，由于质量小，肺泡环境湿润，并受肺泡表面活性物质影响，对肺泡的机械性损伤作用可能并不明显。

（4）粉尘的溶解度

含有铅、砷等的有毒粉尘可在上呼吸道被溶解吸收，其溶解度越高，对人体毒性作用越强；相对无毒的粉尘，如面粉等，其溶解度越高，毒性作用越弱；石英粉尘等很难溶解的粉尘，则会在人体内持续产生危害。

（5）粉尘的荷电性

物质会在粉碎和流动中相互摩擦或吸附空气中的离子而带电。粉尘粒子的荷电量除取决于其粒径大小、比重外，还与作业环境温度和湿度有关。飘浮在空气中的粒子 90% ~ 95% 带正电或负电。同性电荷相斥增强了空气中粒子的稳定程度，异性电荷相吸使尘粒撞击、聚集并沉降。一般来说，带电的粉尘粒子在呼吸道内易被阻留。

38. 得了尘肺病怎么办?

确诊尘肺病后，应进一步诊断病人尘肺病的期别、肺功能损伤程度和呼吸困难程度，进行劳动能力鉴定，确定其伤残等级，并按以下原则处理、治疗：

（1）尘肺病一经确诊，不论期别，均应及时调离粉尘作业岗位。

（2）伤残程度轻者，可安排在非粉尘作业岗位从事劳动强度不大的工作。

（3）伤残程度中等者，可安排在非粉尘作业岗位做些力所能及的工作，或在医务人员的指导下进行康复活动。

（4）伤残程度重者，不担负任何工作，在医务人员指导下进行康复活动。

此外，尘肺病病人应根据病情需要进行综合治疗，积极预防和治疗肺结核及其他并发症，以期减轻症状、延缓病情进展、延长病人寿命、提高病人生活质量。

三、生产性毒物与职业中毒防治

39. 生产性毒物按其存在的形态可分为哪几类？

生产性毒物在生产环境中有以下几种形态：

（1）固体

如氰化钠、对硝基氯苯等。

（2）液体

如苯、汽油等有机溶剂。

（3）气体

常温、常压下呈气态的物质，如二氧化硫、氯气等。

（4）蒸气

固体升华、液体蒸发或挥发时形成的蒸气，如喷漆作业中的苯、汽油等的蒸气。

（5）粉尘

能较长时间悬浮在空气中的固体微粒称作粉尘，其粒径大小多为 0.1~10 微米。机械粉碎、碾磨固体物质，粉状原料、半成品或成品的混合，以及筛分、运送、包装等过程，都能产生大量粉尘，如炸药厂的三硝基甲苯粉尘。

（6）烟（尘）

悬浮在空气中粒径小于 0.1 微米的固体微粒。某些金属熔融时产生的蒸气会在空气中迅速冷凝或氧化而形成烟，如熔炼铅所产生的铅烟，熔钢、铸铜时产生的氧化锌烟。

（7）雾

悬浮于空气中的液体微滴，多由蒸气冷凝或液体喷洒形成。如喷洒农药时的药雾，喷漆时的漆雾。

（8）气溶胶

悬浮于空气中的粉尘、烟及雾，统称为气溶胶。

相关链接

　　生产过程中形成或应用的各种对人体有害的化学物质，称为生产性毒物。生产性毒物的分类方法很多，按其生物作用可分为神经毒物、血液毒物、窒息性毒物及刺激性毒物等；按其化学性质可分为金属毒物、有机毒物、无机毒物等；按其用途可分为农药、食品添加剂、有机溶剂、战争毒剂等。

知识学习

　　凡少量物质进入人体后，能与人体的组织发生化学或者物理化学作用，并能造成机体暂时的或永久的病理状态的，称为毒物。

40. 生产劳动中人体与毒物有哪些接触机会？

生产劳动过程中，主要有以下生产操作可能接触到毒物：

（1）在矿物开采过程中形成的粉尘或逸散出的蒸气，如锰矿中的锰粉，汞矿中的汞蒸气；冶炼金属过程中产生大量的蒸气和烟，如炼铅。

（2）固态原材料产生的有毒粉尘泄漏，如有机磷农药；液态有毒物质包装泄漏，如苯的氨基、硝基化合物；储存气态毒物的钢瓶泄漏，如氯气等。

（3）原材料的粉碎、筛选、配料，手工加料时导致的有毒粉尘飞扬及有毒蒸气的逸出，不仅会对作业人员的身体和环境造成危害，还可成为二次毒源。

（4）作业人员会在油漆、清洁剂、石油化工和制药等行业中接触到有机溶剂，这些物质可以通过吸入、吞食或皮肤接触引起中毒。

（5）某些化学反应如果控制不当，可发生意外事故，如放热产气反应过快，可发生"冒锅"，使有毒物料喷出反应釜；易燃易爆物质反应控制不当可发生爆炸，反应过程中释放出有毒气体等。

（6）成品、中间体或残余物料出料时，若物料输送管道或出料口发生堵塞，则需要作业人员进行手动处理，此时可能会接触到逸散的有毒粉尘和有毒蒸气。

（7）在农业生产中喷洒杀虫剂，喷漆中使用苯作稀释剂，矿山掘进作业使用炸药等，用法不当就会造成污染。

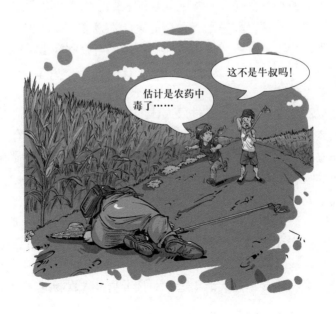

（8）有些作业虽未使用有毒物质，但在特定情况下也可接触到毒物以致发生中毒，如进入地窖、废巷道或地下污水井时发生硫化氢中毒等。

接触生产性毒物的可能性是相当大的，情况也比较复杂，平时必须对毒物的特性及生产条件有所了解，才能有效地加以预防。

41. 生产性毒物经过哪些途径进入人体？

生产性毒物进入人体的途径主要有以下三条。

（1）呼吸道

呼吸道是毒物进入人体最常见和主要的途径。凡是以气体、蒸气、粉尘、烟、雾等形态存在的生产性毒物，在防护不当的情况下，均可经呼吸道侵入人体。人体的整个呼吸道都能吸收毒物。

（2）皮肤

皮肤是某些毒物吸收进入人体的途径之一，毒物可通过无损伤皮肤的毛孔、皮脂腺、汗腺被吸收进入血液，某些有机溶剂、农药等化学品可以轻易穿透皮肤。皮肤的破损会增强有毒物质的吸收。除直接透过皮肤外，被毒物污染的手不慎触摸口、鼻或眼也会导致毒物间接进入身体。

（3）消化道

在生产环境中，单纯从消化道吸收而引起中毒的机会比较少，往往是由于手被毒物污染后，直接用被污染的手拿食物吃，而造成毒物随食物进入消化道。一旦毒物进入胃肠道，大部分会被吸收进入血液。如手工包装敌百虫等农药时，就可能引起毒物经消化道吸收。

相关链接

能经皮肤进入血液的毒物有以下三类。

（1）能溶于脂肪及类脂的物质，主要是芳香族的硝基、氨基化合物，金属有机铅化合物等。苯、甲苯、二甲苯、氯化烃类、醇类也可以部分被皮肤吸收。

（2）能与皮肤中的脂酸根结合的物质，如汞及汞盐、砷的氧化物及盐类。

（3）具有腐蚀性的物质，如强酸、强碱、酚类及白磷等。

42. 毒物对人体有哪些主要危害？

（1）毒物可对人体产生局部刺激和腐蚀作用，如强酸（硫酸、硝酸）、强碱（氢氧化钠、氢氧化钾）等，可直接腐蚀皮肤和黏膜。许多化学毒物会损害皮肤，引起皮肤发红、皮疹、疼痛、肿胀、水疱以及严重的灼伤。化学毒物所引起的灼伤与高温引起的烧伤类似。刺激性化学毒物一旦接触到皮肤，就会引起发痒、烧灼感或者疼痛。

（2）毒物可阻止人体对氧的吸收、运输和利用，如一氧化碳被人体吸入后很快与血红蛋白结合，严重影响血红蛋白运送氧气；刺激性气体被人体吸入后可形成肺水肿，妨碍肺泡的气体交换，使之不能吸收氧气；惰性气体或毒性较小的气体如氮气、甲烷、二氧化碳等，含量过高时会降低空气中的氧分压而造成窒息。

（3）毒物可干扰人体免疫功能，致使人体免疫功能低下，对某些疾病易感性增强。

（4）毒物可使人体的酶系统的活性受到抑制。

（5）毒物有"三致"作用，即致癌、致畸、致突变作用。

相关链接

　　化学物质的毒性强度可分为四种：绝对毒性、相对毒性、有效毒性和急性毒作用。

43. 有哪些化学物质被列为高毒物品？

高毒物品指的是在一定的剂量下，对人类有着极高的危害性的毒物。这些物品会影响人类的正常生理功能，造成呼吸、心搏停止，肌肉麻痹、昏迷、脑死亡等。高毒物品可能来源于自然界，也可能是人工合成的。

《高毒物品目录》规定，高毒物质共有 54 种，包括：N–甲基苯胺；N–异丙基苯胺；氨；苯；苯胺；丙烯酰胺；丙烯腈；对硝基苯胺；对硝基氯苯／二硝基氯苯；二苯胺；二甲基苯胺；二硫化碳；二氯代乙炔；二硝基苯（全部异构体）；二硝基（甲）苯；三硝基甲苯；二氧化氮；甲苯 –2,4– 二异氰酸酯（TDI）；氟化氢；氟及其化合物（不含氟化氢）；镉及其化合物；铬及其化合物；汞；碳酰氯；白磷；甲（基）肼；偏二甲基肼；甲醛；焦炉逸散物；肼；镍与难溶性镍化物；可溶性镍化物；羰基镍；磷化氢；硫化氢；硫酸二甲酯；氯化汞；氯化萘；氯甲基醚；氯（氯气）；氯乙烯；锰化合物（锰尘、锰烟）；铍及其化合物；铅（尘／烟）；砷化氢；砷及其无机化合物；石棉（总尘／纤维）；铊及其可溶化合物；锑及其化合物；五氧化二钒烟尘；硝基苯；一氧化碳（非高原）；氰化氢；氰化物。

相关链接

高毒物品通常表现出以下特征。

（1）高毒性。这些物品在极小的剂量下就能对生命体产生严重危害，即使微量的接触或摄入也可能导致中毒或死亡。

（2）持久性。一些高毒物品可能在环境中存在很长时间，因此它们具有长期的危险性。

（3）生物蓄积。高毒物品可能在食物链中蓄积，从而对食物链中的生物产生危害。

（4）容易扩散。一些高毒物品可能在大气中迅速扩散，从而产生大面积的危害。

（5）难以处理和处置。由于高毒物品的危险性较大，它们的处理和处置需要采取特殊的措施和设备，以确保安全。

高毒物品通常依法被严格监管，以确保其能够被适当地使用、运输、存储和处置，以减少风险。在工业、农业、医疗保健和实验研究等领域，高毒物品的使用和存储需要严格遵循安全操作规程并做好个人防护措施。此外，高毒物品的运输和处置也需要特别小心，以防止中毒事故和环境污染。

44. 职业中毒有哪几种类型？

毒物引起的全身性疾病，称为中毒。在生产活动中使用化学毒物引起的中毒，称为职业中毒。职业中毒分为以下三种类型。

（1）急性中毒

急性中毒是指毒物短时间内，如几秒乃至数小时，一次性经皮肤或呼吸道进入人体；毒物经消化道进入人体时，则是指一次的摄入量或一次服用剂量所引起的中毒。急性中毒可能引起头晕、呕吐、昏迷、呼吸困难、心律不齐等。

（2）慢性中毒

慢性中毒是指长时间的，如数月或数年，经呼吸道、皮肤和消化道进入人体引起的中毒。慢性中毒的症状可能包括慢性疲劳、慢性头痛，以及消化系统和长期神经系统症状等。

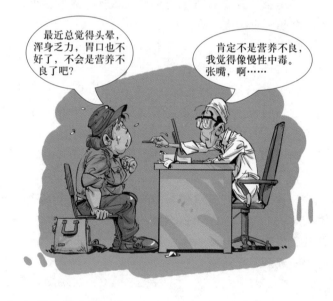

（3）亚急性中毒

介于急性与慢性中毒之间的，称为亚急性中毒。它表现为症状发展速度较急性中毒缓慢，但较慢性中毒快。通常，亚急性中毒的症状在几天到几周内逐渐出现。

相关链接

　　同一毒物造成的急性中毒和慢性中毒，会对人体的不同部位产生影响。如苯在急性中毒时，主要作用于中枢神经系统；在慢性中毒时，主要表现为造血系统方面的病变。

　　慢性中毒是指长期或重复暴露于有毒物质环境中而导致症状和健康问题逐渐发展的一种中毒形式。其发病规律与毒物的性质、剂量、暴露时间和个体差异有关，但通常具有以下特征：

　　（1）慢性中毒的症状通常是逐渐出现和逐渐加重的，在一开始可能很难察觉，但随着时间的推移，它们可能变得更加明显。

　　（2）慢性中毒可以引发多种不同类型的症状，因为毒物会影响不同的器官和生理系统，包括免疫系统、消化系统、神经系统、呼吸系统、皮肤系统等。

　　（3）慢性中毒通常是因长期或反复地接触毒物，而不是一次性地接触大剂量毒物。这可能是由于职业暴露、环境暴露（如空气或水中的有害物质）、饮食或药物滥用等。

　　（4）慢性中毒通常涉及毒物在体内的逐渐积累。这意味着即使每次暴露的剂量相对较小，但随着时间的推移，毒物也会在体内逐渐积聚到危险水平。

　　（5）不同人对慢性毒物暴露的反应可能有所不同，有些人可能对某种毒物更加敏感，而有些人可能具有更高的耐受性。

　　（6）慢性中毒可最终导致慢性疾病或人体组织病理变化，如肺部纤维化、肝脏疾病、神经系统和免疫系统损害以及癌症等。

45. 常见的职业中毒有哪几类?

按化学物质的种类、用途和毒性作用，常见的职业中毒分为以下几类。

（1）金属中毒

金属，特别是重金属，侵入人体并达到一定浓度后均可产生毒性作用。金属中毒可以对中枢神经系统、肾脏、心脏和其他人体器官产生严重危害。

（2）刺激性气体中毒

刺激性气体是指对眼、呼吸道黏膜和皮肤具有刺激作用，引起机体以急性炎症、肺水肿为主要病理改变的一类气态物质。刺激性气体多具有腐蚀性，常因生产过程中不遵守操作规程或容器、管道等设备被腐蚀而发生跑、冒、滴、漏后污染作业环境，在化学工业生产中最常见。如氨气、氯气、二氧化硫、光气等主要引起急性中毒，出现急性支气管炎、化学性肺炎和肺水肿。

（3）窒息性气体中毒

窒息性气体是指被机体吸入后，可使氧的供给、摄取、运输和利用发生障碍，使全身组织细胞得不到或不能利用氧而导致缺氧窒息的有害气体的总称。窒息性气体中毒后可表现为多个系统受损，其中受损表现最为突出的是神经系统。常见的窒息性气体主要有一氧化碳、硫化氢等。

1）一氧化碳。一氧化碳俗称"煤气"，是无色、无臭、无味、易燃易爆、无刺激性的气体。一氧化碳是最常见的窒息性气体，生产和生活中的急性一氧化碳中毒均较常见。

①接触机会。凡是含碳物质不完全燃烧均可产生一氧化碳，如冶金、采矿爆破、燃气制取，工业使用的各种窑炉、煤气发生炉等均会产生大量一氧化碳。一氧化碳也是化工原料，用于

制造光气、甲醇、甲酸、丙酮等。

②危害临床表现。一氧化碳会引起急性一氧化碳中毒、急性一氧化碳中毒迟发脑病等。急性一氧化碳中毒以急性脑缺氧为主要表现，轻度中毒患者出现明显头痛、乏力、耳鸣、眼花，并伴有恶心、呕吐、心悸等；大量吸入时，症状加重，出现意识模糊、嗜睡或谵妄，随病情加重陷入昏迷，黏膜呈樱桃红色，并可出现脑水肿、抽搐、高热等，常合并呼吸循环衰竭、心肌损害、肺水肿、消化道出血。急性一氧化碳中毒迟发脑病指急性一氧化碳中毒意识恢复后，经 2 ~ 60 天的"假愈期"，又出现一系列神经系统症状，这与局部脑血管继发性供血不足有关。慢性影响方面，一氧化碳有无慢性中毒尚有争论。近年的研究表明，长期反复接触低浓度的一氧化碳可引起类神经症，并对心血管系统有不利的影响。

2）硫化氢。硫化氢是无色、有臭鸡蛋气味的气体，易积聚在低洼处。硫化氢易溶于水生成氢硫酸，也易溶于乙醇、汽油等有机溶剂。

①接触机会。硫化氢常见于生产过程中排放的废气，主要的接触机会有：含硫矿物开采及脱硫加工时的废气排放；硫酸精炼、含硫药品和农药生产、橡胶硫化、食品加工等产生的硫化氢；造纸、制糖、皮革加工等原料腐败产生的硫化氢；下水道、粪坑、垃圾堆、废井等处的有机废弃物在微生物作用下产生的硫化氢。

②危害临床表现。硫化氢中毒的临床表现主要可分为急性中毒与慢性影响。接触低浓度的硫化氢导致的急性中毒，会出现眼痛、流泪、畏光、咽灼痛及刺激性咳嗽；高浓度吸入后，可在数秒至数分钟内出现头晕、呕吐、心悸、胸闷、共济失调及惊厥，导致迅速昏迷，并发化学性肺水肿及多脏器衰竭，还可能导致心肌损害，表现为心肌酶升高、心电图改变，有时心

电图表现酷似心肌梗死。如接触极高浓度的硫化氢，可引起"电击样"死亡。慢性影响指硫化氢在体内虽无蓄积作用，但长期反复低浓度接触，可引起眼及呼吸道慢性炎症，全身可有类神经症、自主神经功能紊乱等表现。

（4）有机溶剂中毒

有机溶剂是指以有机物为介质的溶剂，能溶解一些不溶于水的物质，如链烷烃、烯烃、醇、醛、胺、酯、醚、酮、芳香烃、卤代烃、杂环化合物、含氮化合物及含硫化合物等。工业有机溶剂有3万余种，多具有挥发性、可溶性、易燃性、脂溶性和亲神经性，主要有麻醉作用，可对人体各个系统造成毒性危害。

（5）苯的氨基、硝基化合物中毒

苯胺、硝基苯等可将血红蛋白氧化成高铁血红蛋白，由于高铁血红蛋白能使血液呈青紫色并且不能携带氧，会导致人体出现发绀和缺氧。

（6）农药中毒

很多农药，特别是有机农药，如有机磷农药、氨基甲酸酯类农药等，主要作用于人体的中枢神经系统，中毒可发生昏迷、抽搐。农药是用于防治农作物虫害的化学物质或化合物，其接触群体非常广泛，既有大量的从事生产、运输、保存、使用的职业人群，也有通过被污染的产品、水体、土壤等环境接触的社会人群。常见的农药主要包括以下几类。

1）有机磷农药。有机磷农药是目前我国生产和使用最多的一类农药，包括乐果、敌百虫和敌敌畏等。有机磷农药对光、热、氧及在酸性溶液中较稳定，大部分遇碱则易分解而被破坏。

①接触机会。有机磷农药的生产、运输、销售、保存及使用等各个环节均有接触机会。

②危害临床表现。有机磷农药的中毒表现主要分为急性中毒、中间肌无力综合征、迟发性多发性神经损伤和慢性中毒。

2）拟除虫菊酯类农药。这是一类化学结构类似天然除虫菊素的人工合成农药，对哺乳类动物毒性一般较低，其生产与使用量仅次于有机磷农药。常见的拟除虫菊酯类农药有溴氰菊酯、氯氰菊酯、杀灭菊酯、氰戊菊酯等。

①接触机会。拟除虫菊酯类农药的生产、运输、销售、保存及使用等各个环节均有接触机会。其中，使用性中毒往往发生于田间施药时没有做好个人防护，农药污染衣物及皮肤。

②危害临床表现。接触较大量拟除虫菊酯类农药后，1~48小时患者会出现面部感觉异常，眼周及面颊部皮肤有烧灼针刺感、蚁走感及麻木，出现头晕、头痛、乏力、恶心、呕吐、精神萎靡、流涎、多汗、手震颤，少数患者会出现胸闷、肢端发麻、心悸、视物模糊、瞳孔缩小。部分患者出现四肢肌束震颤，严重者意识模糊或昏迷，伴阵发性抽搐，可能发生肺水肿。

🌐 相关链接

急性中毒有以下几种发病规律：

（1）急性中毒可影响多人；

（2）急性中毒与毒物的理化性质有关；

（3）急性中毒与毒物的浓度有关。

---

46. 职业病危害因素的控制应采取哪些综合措施？

（1）依靠立法管理，严格执行《职业病防治法》和国家、地方、行业颁布的有关法规和技术标准，根据用人单位实际情况制定安全管理制度和规程。

（2）控制危害源头，严格执行"三同时"管理。

（3）尽可能用无毒或低毒物质替代有毒物质并使用更安全的工艺以降低潜在的危险。

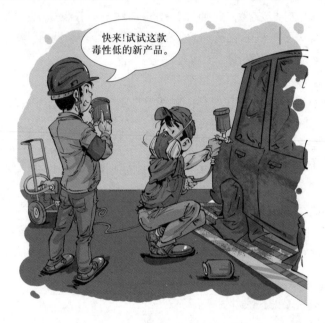

（4）为作业人员提供有关危险物质的信息，包括潜在的风险、暴露途径、急救措施等。培训作业人员如何正确使用设备和劳动防护用品。

（5）采用有效的工艺技术措施，将职业病危害因素尽可能消除和控制在工艺流程中，做到清洁生产。

（6）对目前受限于技术和经济条件而不能完全控制的职业病危害因素，要采取有针对性的职业卫生和个人防护措施，加强作业人员安全教育。

（7）进行定期健康监测，以便早期发现与接触职业病危害因素相关的健康问题。

（8）生产中使用的有毒的原材料、辅助材料，应按照规定申报、登记、注册，详细记录该物质的标志、理化性质、毒性、危害、防护措施、急救预案等。

（9）生产过程中的职业病危害和防护要求应告知接触者，提高其自身保护能力。

（10）为作业人员创造安全舒适的作业环境，减少心理紧张和生理损害。

相关链接

　　职业病危害因素的控制是"三级预防"中的第一级预防，旨在从根本上消除和控制职业病危害的发生。

47．刺激性气体分为哪几种？

刺激性气体是指对眼、呼吸道黏膜和皮肤具有刺激作用的有害气体。吸入高浓度刺激性气体后可导致急性呼吸功能衰竭，是刺激性气体所致最严重的危害和职业病常见的急症之一。

刺激性气体种类众多，最常见的包括氯气、氨气、氮氧化物、氟化氢、二氧化硫、三氧化硫等，具体分类如下：

（1）无机酸类蒸气，如硫酸、硝酸、盐酸等的蒸气；

（2）成酸氧化物，如二氧化硫、三氧化硫、二氧化氮、三氧铬等；

（3）成酸氢化物，如氟化氢、氯化氢、溴化氢、硫化氢等；

（4）成碱氢化物，如氨气；

（5）卤族元素，如氟气、氯气、溴气等；

（6）卤代烃，如溴甲烷、二氯甲烷、二氯乙烷、二溴乙烷等；

（7）无机氯化物，如二氯化矾、三氯化磷、五氯化磷、三

氯氧磷、三氯化砷、三氯化锑、光气、四氯化硅等;

（8）醇类，如氯乙醇、二氯乙醇等;

（9）醛类，如甲醛、乙醛、丙烯醛等;

（10）有机酸类，如甲酸、乙酸、丙烯酸、氯磺酸、苯二甲酸等;

（11）酯类，如甲酸甲酯、乙酸乙酯、硫酸二甲酯、甲苯二异氰酸酯等;

（12）醚类，如乙醚、二氯乙醚等;

（13）胺类，如乙二胺、丁胺、二乙烯三胺等;

（14）有机氟类，如八氟异丁烯等;

（15）环氧化物，如环氧乙烷、环氧丙烷、环氧氯丙烷等;

（16）其他，如汽油、磷化氢等。

相关链接

刺激性气体大多是化学工业的重要原料、产品和副产品，多数具有腐蚀性。在生产过程中常因设备、管道被腐蚀而发生跑、冒、滴、漏现象，外溢的刺激性气体通过呼吸道进入人体可造成中毒事故。这种事故一旦发生，往往情况紧急，波及面广，危害较大。

预防刺激性气体中毒的措施有:

（1）生产设备应采用耐腐蚀的材料，且应密封良好，尽可能使用自动化操作，减少工人与刺激性气体的接触机会。

（2）定期检修机器设备。

（3）有足够且有效的局部排气装置，以备气体逸出时能及时排除;排放的废气要经过处理或回收，减少大气污染。

（4）生产中要严格执行安全操作规程和规章制度。

（5）作业人员要掌握防毒知识，包括如何使用防毒面具，不慎接触刺激性气体后如何冲洗皮肤、眼睛等，并加强健康监护，做好上岗前体检及定期体检。有过敏性哮喘、过敏性皮肤病或皮肤暴露部位有湿疹等疾患，眼、鼻、咽喉、气管等呼吸道慢性疾患，以及肺结核（包括稳定期）和心脏病患者，严禁从事接触刺激性气体的工作。

48. 刺激性气体对人体的危害有哪些？

刺激性气体对人体的危害，临床上可分为急性中毒和慢性中毒。工业生产中以急性中毒较为常见。

（1）急性中毒

刺激性气体急性中毒会引起眼及上呼吸道黏膜的刺激症状，喉部痉挛和水肿，化学性气管炎、支气管炎及肺炎，中毒性肺水肿，皮肤损害等，严重时可导致心、肾损害。

（2）慢性中毒

长期接触低浓度的刺激性气体，可发生慢性结肠炎、鼻炎、支气管炎、牙齿酸蚀症，并可伴有神经衰弱综合征及消化道症状。有些刺激性气体还有致敏作用，如氯气、二异氰酸甲苯酯可引起支气管哮喘，甲醛可致过敏性皮炎等。

相关链接

刺激性气体主要对呼吸道黏膜和肺组织产生刺激和灼烧作用，引起一系列变化。其中，化学性肺水肿是对呼吸功能的严重损伤，发生中毒后现场抢救应注意预防和治疗肺水肿，防止继发性感染。化学性肺水肿的病变过程通常分为四个阶段。

（1）刺激期

吸入刺激性气体后出现咳呛、头晕、胸闷等。

（2）潜伏期

在刺激期后，自觉症状减轻或消失，潜在的病变仍在发展，此阶段一般为 4~8 小时，也有短至 30 分钟或长至 48 小时者。

（3）肺水肿期

在潜伏期过后，症状突然加重，出现咳嗽、呼吸困难、发绀、咯大量粉红色泡沫痰，并伴有恶心、呕吐、烦躁，严重者出现脑水肿或心、肾功能衰竭。

（4）恢复期

化学性肺水肿经治疗后，3~4 天症状减轻，7~11 天基本恢复，多数不留后遗症。

49. 窒息性气体作用于人体的特点是什么？

（1）窒息性气体对人体的主要危害是导致缺氧。人脑对缺氧极为敏感，轻度缺氧即可引起智力下降、注意力不集中、定向力障碍等；重度缺氧时会出现头痛、耳鸣、恶心、呕吐、乏力、嗜睡甚至昏迷，进一步发展可出现脑水肿。

（2）不同窒息性气体对人体作用机制不同，对其治疗须按中毒机制和条件选用相应的特效解毒剂。

（3）窒息性气体是否会引起慢性中毒目前尚无定论。有学者认为慢性中毒只是反复急性轻度中毒的结果。长期反复接触低浓度一氧化碳，可有明显的神经功能和循环系统影响，但缺乏客观体征，且可对一氧化碳产生耐受性；长期接触氰化氢或硫化氢，可出现慢性刺激症状、类神经症、自主神经功能紊乱、肌肉酸痛及甲状腺肥大等，但无特异指标，诊断尚有困难。

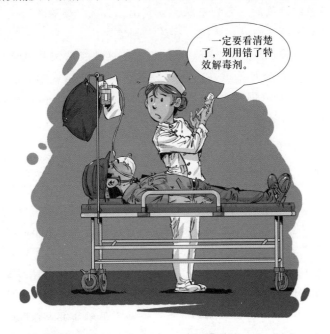

一定要看清楚了，别用错了特效解毒剂。

📖 知识学习

　　窒息性气体是工农业生产中常见的有害气体，可分为单纯性和化学性两类。

　　单纯性气体（如氮气、甲烷、二氧化碳等）本身无毒性，但若它们在空气中含量高，会使氧的相对含量大大降低，随之动脉血氧分压下降，导致机体缺氧；化学性气体（如一氧化碳、氰化物、硫化氢等）能使氧的运送和组织用氧的功能发生障碍，造成全身组织缺氧。人脑对缺氧最为敏感，所以窒息性气体中毒主要表现为中枢神经系统缺氧的一系列症状，如头晕、头痛、烦躁不安、定向力障碍、呕吐、嗜睡、昏迷、抽搐等。

窒息性气体中毒临床表现以中枢神经系统缺氧症状为主，其治疗关键在于纠正缺氧，给予高压氧治疗。此外，根据不同类型气体的致病机制，应选择相应的解毒剂。

50. 如何预防窒息性气体对人体的危害?

发生窒息事故的主要原因是：设备有缺陷而导致窒息性气体泄漏；违章操作或不严格遵守安全操作规程等。窒息事故导致的死亡大多在现场或送往医院的途中发生，现场死亡除了窒息性气体浓度高的原因以外，还存在事故发生后，未能及时发现事故原因，在通风不良、无安全措施的情况下救人，导致救援人员自身窒息死亡；缺乏有效的防护面具；作业人员单独进入窒息环境操作，致使不能及时被发现与抢救等方面的原因。因此，预防措施有以下几个方面。

（1）对从事有毒作业、有窒息危险作业的人员，必须进行防毒急救安全知识培训，其内容应包括所从事作业的安全操作方法、有毒有害气体的危害性、紧急情况下的处理和救护方法等知识。

（2）进入有限空间作业，必须对作业环境的氧含量、可燃气体含量、有毒气体含量进行检测。有限空间容积较大时，应对上、中、下各部位检测，要定期监测作业环境中窒息性气体浓度变化，维修管道时要防止漏气。

（3）作业时最好多人同时工作，便于发生意外时自救、互救，但人数也不宜过多。作业时，监护人应一直在入口监护，且要能随时观察作业人员，若有空间阻碍不能看到作业人员，则需要通过语言经常保持沟通。

（4）进入危险区工作时须戴防毒面具，加强个人防护，严格遵守安全操作规程，操作后应立即离开，并适当休息。

（5）产生窒息性气体的生产过程要密封并有通风设施；较危险的区域应安装自动报警仪。

（6）加强安全教育，普及预防窒息性气体中毒的知识和急救知识，一旦发现中毒者应立即将其移到空气新鲜处，并注意保暖，尽快将其送到医院抢救。

知识学习

有明显神经系统疾病、心血管疾病、严重贫血以及妊娠妇女、未成年人和老人均不宜在有窒息性气体存在的作业环境中工作。

51. 什么是高分子化合物？

高分子化合物是指由众多原子或原子团主要以共价键结合而成的，分子量在一万以上的化合物，即由千百个原子彼此以共价键结合形成的，分子量特别大、具有重复结构单元的化合物。大多数高分子化合物的分子量在一万到百万之间，其分子链由许多简单的结构单元通过共价键重复连接而成。由于高分子化合物多是由小分子通过加聚或缩聚反应而制得的，因此也常被称为聚合物或高聚物，用于聚合的小分子则被称为单体。如聚乙烯塑料是由许多乙烯单体聚合而成的，酚醛树脂是由苯酚与甲醛缩聚而成的。

由于高分子化合物的分子量很大，所以在物理、化学和力学性能上与低分子化合物有很大差异。高分子化合物的分子量虽然很大，但组成并不复杂，它们的分子往往都是由特定的结构单元通过共价键多次重复连接而成。同一种高分子化合物的分子链所含的链节数并不相同，所以高分子化合物实质上是由许多链节结构相同而聚合度不同的化合物所组成的混合物，其分子量与聚合度都是平均值。

🔵 相关链接

高分子化合物几乎无挥发性，常温下常以固态或液态存在。固态高分子化合物按其结构形态可分为晶态和非晶态，前者分子排列规整有序，而后者分子排列无规则。同一种高分子化合物可以兼具晶态和非晶态两种结构，大多数的合成树脂都是非晶态结构。

高分子化合物有许多优异性能，如强度高、耐腐蚀、绝缘性能好、质量小、成品无毒或毒性小等，因而广泛应用于工农业生产，以及国防、医药和生活用品等方面。生产高分子化合物的基本原料有煤焦油、天然气和石油裂解气等，以石油裂解气应用最多。通过对这些原料进行加工，可得到生产高分子化合物使用的单体，如不饱和烯烃、芳香烃及其卤代化合物、氰类化合物、二醇和二胺类化合物，这些化合物多数都会对人的健康造成不利影响。

52. 高分子化合物对人体有哪些危害？

高分子化合物的成品毒性很小，对人体基本无危害，但其生产过程中使用的单体、助剂对健康的影响较大。

（1）单体

如氯乙烯、丙烯腈等，对接触者可致急性、慢性中毒，甚至引起职业性肿瘤。

（2）助剂

在单体生产和聚合过程中，需要各种助剂（添加剂），包括催化剂、引发剂、调聚剂、凝聚剂等；在聚合物加工塑制过程中，也要加入各种助剂，如稳定剂、增塑剂、固化剂、润滑剂、着色剂、发泡剂、填充剂等。具体而言，塑料中的稳定剂，如有机锡、铅盐等；环氧树脂的固化剂，如乙二胺等；合成橡胶的引发剂，如偶氮二异丁腈等，均对人体有危害。此外，助剂与高分子化合物分子大多数只是机械结合，因此很容易从高分子化合物内部逐渐移行至表面，进而与人体接触或污染水和食物等，影响人体健康。

除了生产过程中会对人体产生危害以外，高分子化合物在加工、受热时还会产生有害物质。高分子化合物在加工、受热时产生的裂解气和烟雾，毒性较大，吸入后可致急性肺水肿和化学性肺炎。高分子化合物在燃烧过程中，其结构会受到破坏，发生热分解而产生各种有毒气体，吸入后可引起急性中毒。

相关链接

　　高分子化合物本身无毒或毒性很小，但高分子化合物的粉尘，如聚氯乙烯粉尘，吸入后可致肺轻度纤维化。某些高分子化合物粉尘对上呼吸道有刺激作用，如酚醛树脂、环氧树脂等对皮肤有原发性刺激或致敏作用。

四、物理因素所致职业病及其防护

53. 生产性噪声主要来源于哪里?

在生产过程中产生的噪声称为生产性噪声,其频率和强度没有规律,听起来使人感到厌烦。生产性噪声按其声音的来源可大致分为以下三种。

(1)机械噪声

由于机械转动、摩擦、撞击而产生的噪声,如各种车床、纺织机、凿岩机、轧钢机、球磨机等机械所发出的声音。

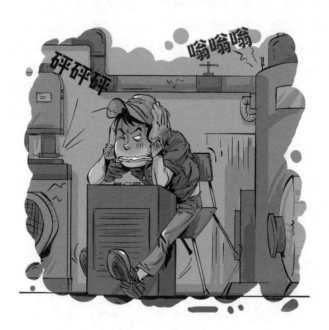

(2)空气动力噪声

由于气体体积突然发生变化引起压力突变或气体中有涡流,

引起气体分子扰动而产生的噪声，如鼓风机、通风机、空气压缩机、燃气轮机等发出的声音。

（3）电磁噪声

由于电机中交变力相互作用而产生的噪声，如发电机、变压器、电动机等发出的声音。

> **知识学习**
>
> 根据物理学的观点，各种不同频率不同强度的声音杂乱而无规律地组合在一起，并且波形呈无规则变化的声音称为噪声，如机器的轰鸣等。从生理学的观点来看，凡是使人厌倦的、不需要的声音都是噪声。如对于正在睡觉或学习和思考问题的人来说，即使是音乐，也会使人感到厌烦，此时音乐就是一种噪声。

54. 噪声有哪些危害?

噪声对人体的影响是全身性的、多方面的。噪声会妨碍人们正常的工作和休息，在噪声环境中工作，容易感觉疲乏、烦躁，造成注意力不集中、反应迟钝、行为准确性降低，直接影响作业能力和效率。如电话交换台的噪声从 40 分贝提高到 50 分贝，作业的错误率会增加近 50%。由于噪声掩盖了作业场所的危险信号或警报，往往易造成工伤事故的发生。长期接触强烈噪声会对人体产生如下有害影响。

（1）听力系统损伤

噪声主要会对听力系统产生损害。听觉器官的损伤一般都经历由生理变化到病理改变的过程，即先出现暂时性听阈位移，逐渐发展为永久性听阈位移。暂时性听阈位移指人或动物接触噪声后引起听阈水平变化，脱离噪声环境后，经过一段时间听力可以恢复到正常水平。永久性听阈位移早期常表现为高频听力下降，此时病人主观无感觉，交谈和社交活动能够正常进行。随着病损程度加重，会出现语言听力障碍，严重的可发展至全聋。噪声作用于人体的初期，可导致听阈暂时性升高，听力下降，这是保护性反应；强噪声作用下，可导致永久性听力下降，内耳感音细胞遭受损伤，引起噪声聋；极强噪声可导致听力器官发生急性外伤，即爆震聋。爆震聋指在某些特殊条件下造成的急性听觉系统的外伤，会引起听力丧失，并可伴有骨膜破裂、听骨破坏、内耳组织出血、脑震荡等。经治疗，轻者听力可部分恢复，严重可导致永久性耳聋。

（2）神经系统损伤

长期接触噪声可导致大脑皮层兴奋和抑制功能的平衡失调，出现头痛、头晕、心悸、耳鸣、疲劳、睡眠障碍、记忆力减退、情绪不稳定、易怒等。

（3）其他系统损伤

长期接触噪声可引起其他系统的应激反应，如高频噪声可引起血管痉挛、心率加快、血压增高等心血管系统的变化，可导致心血管疾病加重。长期接触噪声还可引起食欲缺乏、胃液分泌减少、肠蠕动减慢等胃肠功能紊乱的症状。

知识学习

职业性噪声聋是指劳动者在工作过程中，由于长期接触噪声而发生的一种渐进性的感音性听觉损伤，大多数病人的双耳损伤程度相同。从卫生学角度，50～300赫兹的低频噪声危害性最小；300～2 000赫兹的中频噪声危害性中等；2 000～8 000赫兹的高频噪声危害性最大。

55. 如何控制生产性噪声？

按照生产性噪声的产生和传播路径，噪声控制主要通过声源控制、传播过程控制以及个体防护三种方法进行。

（1）声源控制

声源控制是噪声控制方法中最有效的措施，也是最根本的解决方式，根据噪声的不同类型，常见的控制方法如下。

1）针对机械噪声，需要注重机械设备的选取，如设备材料的内阻尼性能是否可以有效抑制机械的振动。机械噪声中的结构噪声是声源不直接暴露在空气中而通过结构进行传播的噪声，通常可以通过改变轴承滚动体的结构或安装减振器来控制；齿轮噪声是由于齿轮组之间的摩擦而产生的噪声，可以通过对齿轮的粗糙度、设计参数、加工精度、箱内润滑油黏度等方面进行处理来控制；液压泵噪声是由于液压泵输出液体时构件间的冲击和摩擦产生的噪声，可以通过在泵体内部安装减振器或者使用高内阻材料制作泵体来控制。

2）空气动力噪声多出现在通风机、空气压缩机以及喷气发动机等设备处，可以通过设计减小进气、排气系统内压力脉动强度和涡流强度，进而保持设备内部良好的通风性，使得气流能够顺利通过设备内部，从而有效缓解由于气流产生的空气动力噪声。

3）电磁噪声是由于电磁力的不平衡引起机械振动而产生的噪声，可以采用变化的气隙间距或斜槽转子来降低电磁噪声。

进行工艺改进是一种根本性的方式，可以真正解决噪声问题。通过改进机器的设计和生产方式，可以减少机器的振动、噪声和运行成本。在选择机器时，可以优先考虑低噪声的设备或使用低耗能的技术，并在机器使用过程中进行监测和维护。

（2）传播过程控制

在噪声的传播过程中对噪声加以控制主要是通过阻断噪声的传播路径，由于声音在传播的过程中，能量会随着距离的增加而衰减，因此可以通过合理的厂区规划设计来实现对噪声的控制。采用吸声、隔声、消声、隔振等技术对于阻断生产性噪声的传播也有重要作用。

1）吸声技术是指采用吸声材料装饰在车间的内表面，如墙壁或屋顶，或在工作场所内悬挂吸声体，利用吸声材料的导热性、黏滞性以及内摩擦作用，吸收辐射和反射的声能，使噪声强度降低。在某些特殊场所（如隔声室），为了获得较好的吸声效果，需要使用吸声尖劈。

2）隔声技术是指利用一定的材料和装置将声源或需要安静的场所封闭在一个较小的空间中，使其与周围环境隔绝，如隔声室、隔声罩等。也可以利用隔声材料或者结构来阻挡声能的传播。在实际应用中，常常将吸声材料和隔声材料结合使用以达到更好的噪声控制效果。

3）消声技术是降低空气动力噪声的主要措施，主要用于风道和排气管，常用的有阻性消声器和抗性消声器。阻性消声器的工作原理是，当声波在多孔性吸声材料中传播时，通过摩擦将声能转化为热能发散掉，从而达到消声的目的；抗性消声器是依靠管道截面的突变处或旁接共振腔等在声波传播中引起阻抗的改变而产生声能的反射、干涉及共振吸声来降低声能。两者联合使用消声效果更好。由于消声器可以在允许气流顺利通过的同时有效阻止声能向外传播，因此在进气、排气口处安装的较多，如空调系统、冷却塔系统、柴油发动机废气排放处等均应采用相应的消声技术。

4）隔振技术主要通过隔绝振动来消除振动产生的噪声，包括主动隔振和被动隔振两种，目前常采用的做法是将振源和地基之间使用弹性元件和阻尼件进行连接来隔绝或减弱振动。

（3）个体防护

当噪声在声源处和传播过程中不能达到良好的控制效果时，就需要采取个体防护措施。个体防护是一种常见的控制噪声方法。在工作环境中，作业人员可以佩戴带有降噪耳塞或耳罩的劳动防护用品。这些防护用品可以减少噪声对作业人员耳朵的影响，并保护作业人员的听力。首先要对作业人员进行宣传教育，提高其对噪声的认识，促使其严格遵守规章制度并正确操作机械设备，另外要时刻监督作业人员佩戴耳塞、耳罩等劳动防护用品来保护听力。

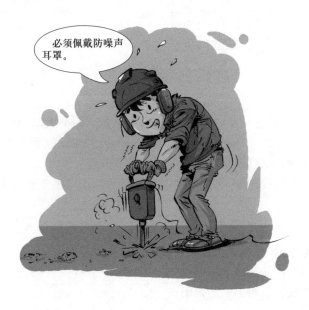

相关链接

　　预防噪声的职业卫生措施有以下四个方面。

　　（1）加强个体防护是防止噪声聋简单而易行的重要措施，主要通过正确使用劳动防护用品来实现，如佩戴防噪声耳罩、耳塞、帽盔等。

　　（2）加强听力保护与健康监护，定期对作业人员进行健康检查，重点查听力，对高频听力下降超过 15 分贝者，应采取保护措施。

　　（3）合理安排劳动与休息，实行工间休息制度，休息时要离开噪声源。

　　（4）随时监测车间噪声，评价噪声控制措施的效果，监督噪声卫生标准执行情况。

56. 生产性振动如何分类？

　　（1）按振动作用于人体的部位分类，可分为局部振动和全身振动。

　　（2）按振动方向分类，可分为垂直振动和水平振动。

　　（3）按振动的波形分类，可分为正弦振动、复合周期振动、复合振动、随机振动、冲击振动和瞬变振动。

　　（4）按接触振动的方式分类，可分为连续振动和间断接触振动。

　　（5）按产生振动的原因分类，可分为自由振动、受迫振动和自激振动。

　　机器产生振动的根本原因，在于其存在的各种力，不同性质的力激起不同类型的振动。

　　在给系统一定的能量后，系统本身所产生的振动是自由振动。若系统无阻尼，则系统维持等幅振动；若系统有阻尼，则为衰减振动。

由周期变化的外力作用所引起的元件或系统的振动被称为受迫振动，如不平衡、不对中所引起的振动。

自激振动是没有外力作用下，系统自身产生的振动，如油膜振荡、喘振等。

因机械故障而产生的振动，多属于受迫振动和自激振动。

（6）按振动频率分类，可分为低频振动、中频振动和高频振动。

10赫兹以下的振动一般称为低频振动；10~1 000赫兹的振动称为中频振动；大于1 000赫兹的振动，则称为高频振动。

机械振动频率是设备振动诊断中一个十分重要的概念。在各种振动诊断中常常要分析不同频段振动的特点和频段与故障的关系，因此了解振动频段的划分与振动诊断的关系很有实用意义。例如，1赫兹以下的振动以全身振动为主，可以引起运动病；1~100赫兹的振动既可以引起全身振动，也可以引起局部振动；而500~1 000赫兹的振动，则以局部振动为主，可引起局部振动病。

🖳 知识学习

振动是指质点或物体在外力作用下，沿直线或弧线围绕平衡位置作往复运动或旋转运动。由生产和工作设备产生的振动称为生产性振动。在生产劳动过程中，振动也是常见的职业病危害因素，在一定条件下长期接触生产性振动对人体健康可产生不良影响。常见的产生生产性振动的设备如下。

（1）风动工具，如铆钉机、凿岩机、风铲、风钻、捣固机等；

（2）电动工具，如电钻、电锤、电锯、砂轮等；

（3）运输工具，如汽车、火车、飞机、轮船、摩托车等；

（4）农业机械，如拖拉机、脱粒机、收割机等。

57．生产性振动的主要危害有哪些？

振动以波的形式对组织交替压缩与拉伸，并向四周传播，其中以骨组织传播效率最高，结缔组织、软骨、肌肉次之，腺和脑组织传播效率最低。

一般人体手部接触的振动都属于局部振动，局部振动能引起中枢及周围神经系统的功能改变，表现为条件反射受抑制。手部长期接触过量的振动，表现为手掌多汗、手部感觉障碍、皮肤温度降低，严重时将造成振动性白指。生产性振动可使人体对振动的敏感性减弱或消失，痛觉与触觉也发生改变；振动对自主神经系统的作用表现为组织营养改变，如手指毛细血管痉挛、指甲易碎等。振幅大而冲击力强的生产性振动，往往可引起骨、关节改变，也可引起手部肌肉萎缩，主要表现为脱钙、部分骨硬化、内生骨疣、局限性骨质增生或变形性关节炎、掌腱膜挛缩等。

强烈的全身振动可引起人体不适，甚至难以忍受，强度大的振动可能导致内脏器官的损伤或位移，以及周围神经和血管功能的改变，导致组织营养不良，如足部疼痛、下肢疲劳、足背动脉搏动减弱、皮肤温度降低；女工可发生子宫下垂、自然流产及异常分娩率增加等。振动加速度还可使人出现前庭功能障碍，导致内耳平衡失调，出现脸色苍白、恶心、呕吐、出冷汗、头疼头晕、呼吸浅表、心率和血压降低等症状。全身振动还可造成腰椎损伤等运动系统疾病。长期持续使用振动工具会导致末梢神经和骨关节肌肉运动系统、心血管系统、骨组织、听觉器官等受到损伤。在全身振动的作用下，常见的表现是血压升高、脉搏增快、心肌局部缺血，还可出现胃酸分泌减少、胃肠蠕动减慢，进而导致胃肠道和腹内压力增高。

相关链接

　　振动病是长期接触生产性振动所引起的职业病危害，包括局部振动病和全身振动病。

　　局部振动病是由于局部肢体（主要为手）长期接受强烈振动，而引起的肢端血管痉挛、上肢周围神经末梢感觉障碍及骨关节骨质改变为主要表现的职业病。

　　全身振动除会对前庭功能造成影响，出现协调性降低的表现，还可引起自主神经症状及内脏移位，对于孕妇可能引起流产。

58. 振动的常规防治措施有哪些?

　　预防振动的危害应从生产工艺改革入手：在可能的条件下，改革生产工艺过程，采取技术革新，以液压、焊接、黏接等新工艺代替铆接；改进工具，采用减振、缓冲装置，设计自动或半自动式操纵装置，减少手及肢体与振动体的直接接触；改进压缩空气的出口方位，防止作业人员受冷风吹袭。用人单位应对振动作业人员发放双层衬垫无指手套或衬垫泡沫塑料的无指手套，以减振保暖。

同时，用人单位应建立合理的劳动制度。振动职业卫生标准是进行卫生监督的依据，通过研制和实施振动作业的职业卫生标准，按接触振动的强度和频率，制定工间休息及定期轮换制度，限定日接触振动的时间，都是预防振动危害的重要措施，可有效保护劳动者的健康。

在作业过程中，改善作业环境也可以减少振动对于人体的危害。加强作业过程或作业环境中的防寒、保暖措施，特别是在北方寒冷季节的室外作业，需要穿戴防寒和保暖衣物。振动工具的手柄温度如能保持在40摄氏度，对预防振动性白指的发生具有较好的效果。

此外，合理配置和使用劳动防护用品，如防振手套、减振座椅等可以减轻振动的危害。

在上岗前和在岗期间，应依法定期对从事振动作业的人员进行健康检查，实施三级预防措施，早期发现、及时处理患病个体；应加强健康管理和宣传教育，提高劳动者健康意识；应定期监测振动工具的振动强度，结合职业卫生标准，合理安排作业时间。

相关链接

防止振动对人体危害的常规措施主要是对生产工艺进行改革、改善作业人员的工作环境、缩短每日接触振动的时间并进行定期体检。

59. 高温作业分为哪几类？

高温作业是指在高温、高湿或强热辐射条件下进行的作业，通常分为三种类型：

（1）高温、强热辐射作业

这类生产场所的特点是气温高、热辐射强度大，而相对湿度较低，形成干热环境。如冶金工业的炼焦、炼铁、轧钢等车间；机械制造工业的铸造、锻造、热处理等车间；搪瓷、玻璃、砖瓦等工业的窑炉车间；火力发电厂和锅炉房等。

（2）高温、高湿作业

这类场所的特点是气温、湿度高，而热辐射强度不大，主要是由于生产过程中产生大量水蒸气或生产上要求车间内保持较高的相对湿度所致。如印染、缫丝、造纸等工业中液体加热或蒸煮时，车间气温通常在35摄氏度以上，相对湿度常在90%以上。潮湿的矿井内气温通常在30摄氏度以上，相对湿度在95%以上，如通风不良就会形成高温、高湿和低气流的气象条件，即湿热环境。

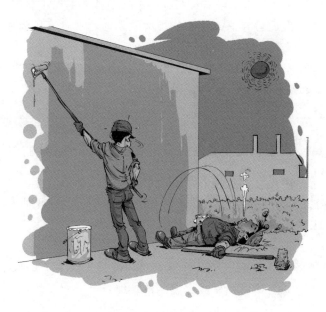

（3）夏季露天作业

夏季在农田劳动，或从事建筑、搬运等露天作业时，除受到太阳的辐射作用外，还会受到被加热的地面和周围物体放出的热辐射。露天作业中的热辐射强度较低，但作业的持续时间较长，加之中午前后气温升高，形成高温、热辐射的作业环境。

中暑是高温环境下发生的一类疾病的总称。中暑的发生与周围环境温度有密切关系，一般当气温超过人体表面温度时，即有发生中暑的可能。但高温不是中暑的唯一致病因素，生产场所的其他气象条件，如湿度、气流和热辐射也与中暑有直接关系。

知识学习

高温作业是指有高气温或有强烈的热辐射或伴有高湿（相对湿度≥80%）的异常作业条件，一般指生产劳动过程中湿球黑球温度指数（WBGT指数）大于或等于25摄氏度的作业，是工作场所常见的物理性有害因素。由于温室效应的影响，全球平均气温不断上升，夏季人们经常要面对酷热难耐的天气，高温的影响呈现逐渐加重的趋势。

60. 高温作业主要对人体的哪些方面产生影响？

高温作业时，人体会出现一系列生理功能的改变，许多系统功能会受到不同程度的影响。高温作业引起的常见职业病有以下四种。

（1）职业性中暑

在高温环境下工作，由于光照强度高、体力劳动强度大，人体最容易因热量积累或体温调节功能紊乱，水、盐代谢失衡而发生职业性中暑。职业性中暑又可以分为先兆中暑、轻度中暑与重度中暑。中暑是高温作业环境下发生的急性疾病，是人体散热功能发生障碍的结果，对人体有较大的危害。

1）先兆中暑。临床表现主要有大量出汗、口渴、头晕、耳鸣、胸闷、心悸、恶心、全身乏力、四肢无力、注意力不集中、动作不协调，体温表现为正常或略有升高。

2）轻度中暑。临床表现主要有体温在 38.5 摄氏度以上，面色潮红、胸闷、皮肤灼热，有呼吸循环衰竭的早期症状，如面色苍白、恶心、呕吐、大量出汗、皮肤湿冷、血压下降、脉搏细弱而快。

3）重度中暑。除轻度中暑症状外，还会出现晕倒或痉挛，或皮肤干燥无汗，体温在 40 摄氏度以上。

（2）化学灼伤

在高温环境下，很多酸、碱的蒸气会烧灼皮肤，并通过皮肤侵入身体，造成中毒。例如，电镀和金属表面处理作业，以及使用强腐蚀性物质（如苯酚、白磷和强碱）的作业易出现酸、碱灼伤事故。

（3）职业性化学中毒

大部分化学溶剂对身体都有危害，而高温环境中溶剂的挥发性会显著提高，再加上天气炎热时作业人员佩戴防毒口罩等劳动防护用品的主动性降低，尤其是密闭的室内作业，有害物质易通过呼吸系统侵入人体，造成职业中毒，如喷涂作业涉及的油漆、二甲基甲酰胺，皮革加工、箱包皮具生产制造涉及的苯、正己烷、乙酸甲酯等。

（4）过敏性皮炎

高温环境下作业人员穿着的衣物较少，暴露在外的皮肤及身体产生的汗液接触某些有致敏作用的物质后，易出现过敏性皮炎。

> ● 相关链接
>
>   中暑按发病机理可分为热射病、热衰竭和热痉挛三种类型。

61. 高温危害控制主要有哪些手段?

对高温危害进行控制可以从改进生产工艺过程入手,采用先进技术,实行机械化和自动化生产,从根本上改善劳动条件,这样既能减少或避免作业人员在高温或强热辐射环境下劳动,同时也减轻了其劳动强度。如冶金车间的自动投料、自动出渣运渣,制砖厂的自动生产线等。

在进行工艺设计时,应合理布置热源,将其放在车间外面或远离作业人员的地点。对于采用热压为主的自然通风,热源应布置在天窗下面。采用穿堂风通风的厂房,应将热源放在主导风的下风侧,使进入厂房的空气先经过作业人员的作业区域,再经过热源位置排出。

隔热是减少热辐射的一种简便有效的方法。对于现有设备中不能移动的热源和因工艺要求不能远离作业区域的热源,应设法采用隔热措施。利用流动的水吸走热量,是吸收炉口热辐射较理想的方法,可采用循环水炉门、瀑布水幕、水箱等。也可利用导热系数小、导热性能差的材料,如炉渣、草灰、硅藻土、石棉、玻璃纤维等,制成隔热板或直接包裹在炉壁和管道外侧,达到隔热的目的。对于缺乏水源的工厂以及小型企业和乡镇企业,更适合采用隔热对高温危害进行控制。

通风是改善作业环境温度最常用的方法,常见的有自然通风和机械通风两种方式。自然通风是利用车间内外的热压和风压,使室内外空气进行交换。但是高温车间仅靠这种方式通常是不够的，在散热量大、热源分散的高温车间，一小时内需换气 30～50 次，才能使余热及时排出。因此，必须把进风口和排风口安排得十分合理，使其发挥最大的效能。在自然通风不能满足要求的情况下，应设置机械通风，强制将作业环境的温度控制在允许的范围内。

知识学习

　　预防中暑的方法：在高温环境下从事体力劳动的工人，在劳动前和劳动期间应注意休息、饮水，每日摄入 15 克左右的盐。但要注意的是，除了在热适应的前几天外，摄入过量的盐是有害的，因为会导致钾流失。气温特别高时，可更改作息时间，早出工、晚收工而延长午休时间，以免因出汗过多、血容量减少而影响散热。此外，还可以在工作现场增加通风降温设备。

62. 什么是射频辐射？

　　射频辐射又称射频电磁辐射，是一种频率为 100 千赫兹～300 千兆赫兹的电磁波，对应的波长范围为 1 毫米～3 千米。射频辐射的特点是其频率较低而波长较长，因此被广泛应用于现代通信技术中。射频辐射的源头包括无线通信设备、广播塔、卫星、雷达、手机和路由器等。这些设备发射射频辐射以传输信息，而我们的手机和其他通信设备则接收并解码这些信息，使我们能够进行通话、上网和观看电视等。

　　射频辐射相对于可见光和紫外线来说，其能量较低，但如果长期或高强度暴露在射频辐射中，仍然可能对人体产生不良影响。

射频辐射包括高频电磁场和微波。高频电磁场按波长可分为长波、中波、短波和超短波，微波分为分米波、厘米波和毫米波。高频电流周围产生的交变电磁场可以按照其波长的1/6为界，相对地划分为感应场（近场区）及辐射场（远场区）两个作用带。在感应场内，对人体造成影响的主要是电磁场，在此区间内电场与磁场的强度大小没有一定的比例关系，在实际工作中要分别测定电场强度和磁场强度；而在辐射场中，磁场和电场则不是独立的，可以只测电场强度，并由此计算出磁场强度。频率大于300兆赫兹（波长小于1米）的电磁波称为微波，其强度以功率密度来表示。

相关链接

辐射是一种自然现象，我们时刻都处在天然本底辐射的影响下，但这种自然形成的辐射对人体几乎没有危害，如今的辐射污染都是人为活动造成的。随着人类生产活动的不断扩大，辐射已经成为当今社会的一大污染源。

63. 射频辐射对人体的危害主要有哪些方面？

射频辐射对人体的危害可分为热效应和非热效应两方面。

热效应是指一定强度的辐射照射人体组织达到一定时间，会导致人体组织局部或全身体温升高，可能损伤人体的器官和组织。

非热效应是指不足以引起人体产热而产生的健康效应，包括辐射对人体神经系统和内分泌系统的作用，以及辐射对生物膜的直接作用。非热效应可能导致乏力、睡眠障碍、记忆力减退、情绪不稳定、多汗、脱发、体重减轻等，还可能影响自主神经功能导致心率减慢或过速、血压下降或升高、心前区疼痛、胸闷等，女性受到非热效应影响可能产生月经周期紊乱。微波辐射的非热效应，还可能致使血液白细胞总数下降，晶状体点状或小片状浑浊。

具体来看，射频辐射主要会对皮肤、神经系统、心血管系统及血液系统造成影响。

（1）皮肤

在一定强度的射频辐射下，人体皮肤温度会升高，会引起皮肤的损伤，严重者会导致灼伤，皮肤损伤后会继发感染，出现局部的疼痛、红肿、瘙痒。

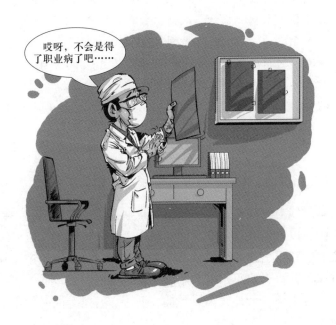

（2）神经系统

射频辐射可引起神经系统紊乱，常见的症状有头痛、头晕、耳鸣、记忆力减退、烦躁不安等。

（3）心血管系统

射频辐射可能对人体自主神经功能造成影响，从而引起血压、心率的波动，出现心慌、胸闷等症状。

（4）血液系统

射频辐射会引起白细胞、血小板等的减少。

相关链接

接触射频辐射的作业主要有：高频感应加热，如高频热处理、焊接、冶炼；半导体材料加工（使用频率多为 300 千赫兹~3 兆赫兹）；高频介质加热，如塑料制品热合，木材、棉纱、纸张、食品的烘干（使用频率一般为 10~30 兆赫兹）。此外，微波主要用于雷达导航、探测、通信及核物理研究等，频率为 3~300 千兆赫兹。微波加热应用近年来发展较快，常用于食品加工、医学理疗、家庭烹调，以及木材、纸张、药材、皮革的干燥等。

64. 紫外线对人体的危害有哪些？如何防护？

紫外线对人体的危害一般包括皮肤损伤、眼睛损伤、免疫力下降，以及诱发皮肤癌、增加白内障患病风险等。紫外线照射皮肤时，可引起血管扩张而出现红斑，过量照射可产生弥漫性红斑，并可形成小水疱和水肿，长期照射可使皮肤干燥、失去弹性并老化。紫外线与煤焦油、沥青、石蜡等同时作用于皮肤时，可引起光感性皮炎。

紫外线照射眼睛时，可引起急性角膜炎，出现眼睛发红、流泪、疼痛等症状，如电焊过程中的电弧光引起的电光性眼炎。

照射紫外线时间过长会导致人体免疫力下降，容易出现上呼吸道感染、支气管炎、肺炎等疾病。同时，长时间照射紫外线也可能诱发皮肤癌，容易导致皮肤出现丘疹、溃疡、结节等，还有可能伴随疼痛、瘙痒等。长时间照射紫外线还有可能导致晶状体混浊，从而诱发白内障，并出现视力下降、对比敏感度下降等症状。

　　预防紫外线危害的措施主要有：采用自动或半自动焊接作业，增大人体与辐射源的距离；电焊工及其助手必须佩戴专用的防护面罩或眼镜及适宜的防护手套，不得有裸露的皮肤；电焊工操作时应使用移动屏障围住作业区，以免其他人员受到紫外线照射。

相关链接

　　电焊工工作时除要戴防护眼镜外，还应戴口罩、面罩，穿戴好防护手套、脚盖、帆布工作服。

65. 什么是电离辐射？其职业接触机会有哪些？

　　电离辐射是指一切能引起物质电离的辐射的总称，即波长短、频率高、能量高的射线。γ射线、X射线以及紫外线中的高能部分属于电离辐射，紫外线中低能部分以及可见光（包括几乎所有类型的激光）、红外线、微波、无线电波则属于非电离辐射。因为不同的分子和原子具有不同的电离能，紫外线中电离辐射和非电离辐射之间没有明确的边界，一般习惯将边界置于10电子伏特和33电子伏特之间。

　　电离辐射不能直接被人类感觉到，因此必须使用辐射检测仪器（如盖革计数器）来指示并测量它们。一些高强度的电离辐射可以与物质相互作用发出可见光，如契伦科夫辐射的发光现象。电离辐射可用于各种领域，如医学、核电、制造、建筑等，但如果不采取适当的屏蔽措施，则会对人体健康造成危害。暴露于电离辐射中会对人体组织造成损伤，并可能导致辐射灼伤、细胞损伤、放射病、癌症甚至死亡。

仪表工业用的发光涂料，陶瓷工业、建筑材料中的放射性核素等均会产生电离辐射，但由于含量很低，基本处在本底水平，平时是不会对人体造成危害的，除非是在事故的情况下或误服时才能对人体造成伤害。

知识学习

电离辐射以外照射和内照射两种方式作用于人体。外照射的特点是只要脱离或远离辐射源，辐射作用即停止；内照射是放射性核素经呼吸道、消化道、皮肤或注射途径进入人体后，对人体持续产生作用。

五、劳动防护用品的管理与使用

66. 为什么从业人员必须按规定佩戴和使用劳动防护用品?

劳动防护用品又称个体防护装备,是使用一定的屏蔽体或系带、浮体,采取隔离封闭、吸收、分散、悬浮等手段,保护人体免受外界危害因素侵害的物品。劳动防护用品供劳动者个人随身使用,是保护劳动者免受职业病危害的最后一道防线。当职业安全健康技术措施不能消除生产劳动过程中的危险,也暂时无法进行技术改造时,使用劳动防护用品就成为既能完成生产劳动任务,又能保障劳动者安全与健康的有效手段。

劳动者在生产劳动过程中,应履行按规定佩戴和使用劳动防护用品的义务。

《安全生产法》第四十五条以及《中华人民共和国劳动法》(以下简称《劳动法》)第五十四条均明确规定,为保障人身安全,用人单位必须为劳动者提供必要的、安全的劳动防护用品,以避免或者减轻作业中的人身伤害。但在实践中,由于一些劳动者缺乏安全知识,心存侥幸或嫌麻烦,往往不按规定佩戴劳动防护用品,由此引发的人身伤害事故时有发生。另外,有的劳动者由于不会或者因其他原因没有正确使用劳动防护用品,同样也难以避免受到人身伤害。因此,正确佩戴和使用劳动防护用品是劳动者必须履行的法定义务,这是保障劳动者人身安全和用人单位生产安全的需要。

⚖ **法律提示**

《安全生产法》第四十五条规定，生产经营单位必须为从业人员提供符合国家标准或者行业标准的劳动防护用品，并监督、教育从业人员按照使用规则佩戴、使用。

《劳动法》第五十四条规定，用人单位必须为劳动者提供符合国家规定的劳动安全卫生条件和必要的劳动防护用品，对从事有职业危害作业的劳动者应当定期进行健康检查。

67. 劳动防护用品的使用与管理方法有哪些?

正确佩戴、使用劳动防护用品在预防职业病危害的综合措施中，属于一级预防，当劳动条件不能从设备上改善时，使用劳动防护用品就成为主要的防护手段。在某些情况下，如事故应急处理或检修设备时，合理使用劳动防护用品，可起到重要的防护作用。

（1）劳动防护用品的采购、发放、培训及使用

根据国家有关规定，用人单位对于劳动防护用品的采购、发放、培训及使用应当符合以下规定：

1）用人单位应根据劳动者工作场所中存在的职业病危害因素及环境条件制定适合本单位的劳动防护用品配备标准。

2）用人单位应根据劳动防护用品配备标准制订采购计划，购买符合标准的合格产品。

3）用人单位应查验并保存劳动防护用品检验报告等质量证明文件的原件或复印件。

4）用人单位应按照本单位制定的配备标准发放劳动防护用品，并做好登记。

5）用人单位应对劳动者进行劳动防护用品使用、维护等专业知识的培训。

6）用人单位应当督促劳动者在使用劳动防护用品前，对劳动防护用品进行检查，确保外观完好、部件齐全、功能正常。

（2）劳动防护用品管理方法

1）用人单位应根据工作场所中的职业病危害因素及其危害程度，按照法律、法规、标准的规定，为从业人员免费提供符合国家规定的劳动防护用品。不得以货币或其他物品替代应当配备的劳动防护用品。

2）用人单位应购买符合标准的劳动防护用品。劳动防护用品必须有产品合格证等质量证明文件。

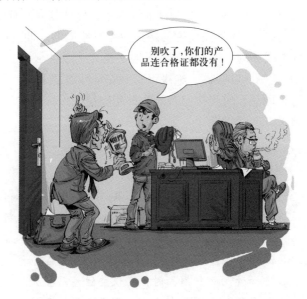

3）用人单位应培训劳动者按照劳动防护用品的使用规则和防护要求正确使用劳动防护用品，使其做到"三会"，即会检查劳动防护用品的可靠性，会正确使用劳动防护用品，会正确维

护保养劳动防护用品。用人单位应定期进行监督检查。

4）用人单位应按照产品说明书的要求，及时更换、报废过期和失效的劳动防护用品。

5）用人单位应建立健全劳动防护用品的购买、验收、保管、发放、使用、更换、报废等管理制度和使用档案，并进行必要的监督检查。

（3）劳动防护用品的维护、更换及报废流程

1）劳动防护用品应当按照要求妥善保存，及时更换，保证其在有效期内。公用的劳动防护用品应当由车间或班组统一保管，定期维护。

2）用人单位应当对劳动防护用品进行经常性的维护、检修，定期检测劳动防护用品的性能和效果，保证其完好有效。

3）用人单位应当按照劳动防护用品发放周期定期发放，对工作过程中损坏的，用人单位应及时更换。

4）安全帽、呼吸器、绝缘手套等安全性能要求高、易损耗的劳动防护用品，应当按照有效防护功能最低指标和使用寿命，到期强制报废。

相关链接

劳动防护用品的使用必须在其性能范围内，不得超过极限使用；不得使用未达到国家标准和检测不达标的产品；不得使用无产品合格证的劳动防护用品；不能随便用其他物品代替劳动防护用品，更不能以次充好。

在选择劳动防护用品时，不仅要注意防护效果，还应考虑是否符合生理要求，便于使用。在使用时还需加强劳动防护用品的管理和检查维护工作，才能使其达到应有的防护效果。

68. 劳动防护用品的特点有哪些？劳动防护用品如何分类？

（1）劳动防护用品的特点

正确佩戴、使用劳动防护用品是保护劳动者安全健康必不可少的措施。具体来说，劳动防护用品具有以下特点。

1）特殊性。劳动防护用品不同于一般的商品，是保障劳动者安全健康的特殊用品，用人单位必须按照有关法律法规、标准规范进行选择和发放。

2）适用性。劳动防护用品的适用性包括其选择的适用性及使用的适用性。选择的适用性是指必须根据不同的工作场所，以及劳动者的自身特点等选用合适的劳动防护用品。使用的适用性是指劳动防护用品须在进入工作岗位时使用，这不仅要求产品的防护性能可靠、确保使用者的安全，而且还要求产品使用方便、灵活，便于穿戴。

3）时效性。劳动防护用品均有一定的使用寿命，如橡胶、塑料等制品，长时间受紫外线及高温、低温的影响会逐渐老化而易折断，有些劳动防护用品的保存条件也会影响其使用寿命，如温度、湿度等。

（2）劳动防护用品分类

1）按人体保护部位分类。《劳动防护用品分类与代码》（LD/T 75—1995）按照人体保护部位将劳动防护用品分为以下九大类。

①头部防护用品。包括安全帽、防尘帽、防静电帽等。

②呼吸器官防护用品。包括防尘口罩、防毒面罩等。

③眼（面）部防护用品。包括防护眼镜、防护面罩等。

④听觉器官防护用品。包括耳塞、耳罩和防噪声头盔等。

⑤手部防护用品。包括一般防护手套、防水手套、防寒手

套、防毒手套、防静电手套、防高温手套、防 X 射线手套、耐酸（碱）手套、防振手套、防切割手套、绝缘手套等。

⑥足部防护用品。包括防尘鞋、防水鞋、防寒鞋、防静电鞋、耐酸（碱）鞋、防油鞋、防烫鞋、防滑鞋、防刺穿鞋、电绝缘鞋、防震鞋等。

⑦躯干防护用品。包括一般防护服、防水服、防寒服、防砸背心、防毒服、阻燃服、防静电服、防高温服、防电磁辐射服、耐酸（碱）服、防油服、水上救生衣、防昆虫服、防风沙服等。

⑧护肤用品。包括防毒护肤用品、防射线护肤用品、防油漆护肤用品等。

⑨防坠落及其他防护用品。包括安全网、水上救生用品、防滑垫等。

2）按防御的职业病危害因素和保护部位分类。根据国家安全生产监督管理总局办公厅发布的《用人单位劳动防护用品管理规范》，劳动防护用品分为以下十大类：

①防御物理、化学和生物危险、有害因素对头部伤害的头部防护用品；

②防御缺氧空气和空气污染物进入呼吸道的呼吸防护用品；

③防御物理和化学危险、有害因素对眼面部伤害的眼面部防护用品；

④防噪声危害及防水、防寒等的听力防护用品；

⑤防御物理、化学和生物危险、有害因素对手部伤害的手部防护用品；

⑥防御物理和化学危险、有害因素对足部伤害的足部防护用品；

⑦防御物理、化学和生物危险、有害因素对躯干伤害的躯

干防护用品；

⑧防御物理、化学和生物危险、有害因素损伤皮肤或引起皮肤疾病的护肤用品；

⑨防止高处作业劳动者坠落或者高处落物伤害的坠落防护用品；

⑩其他防御危险、有害因素的劳动防护用品。

🔖 **知识学习**

　　劳动防护用品是指用人单位为劳动者配备的，使其在劳动过程中免遭或者减轻事故伤害及职业病危害的个体防护装备。

69. 应当如何配备劳动防护用品？

用人单位应正确选择性能符合要求的劳动防护用品，绝不能选错或将就使用，以防止发生事故，例如，绝不能以过滤式呼吸防护器代替隔绝式呼吸防护器。在使用劳动防护用品时，必须在整个作业期间认真正确佩戴。车间内应有专人负责管理、分发、收集和按规定维护保养劳动防护用品，以延长劳动防护用品的使用期限，并保证其防护效果。

（1）头部防护的主要措施是佩戴安全帽。安全帽适用于存在物体坠落危险和物体打击危险的环境。

（2）坠落防护的主要措施是系好安全带。安全带适用于需要登高的作业（2米以上）和有跌落危险的作业。

（3）眼面部防护的主要措施是佩戴防护眼镜、眼罩或面罩。例如，存在粉尘、气体、蒸气、雾、烟或飞屑刺激眼睛或面部的危险时，应佩戴防护眼镜、眼罩或面罩（整体考虑眼睛和面部同时防护的需求）；焊接作业时，应佩戴焊接防护镜和面罩。

（4）手部防护的主要措施是佩戴防切割、防腐蚀、防渗透、隔热、绝缘、保温、防滑等手套。例如，可能接触尖锐物体或粗糙表面时，选用防切割手套；可能接触化学品时，选用防化学腐蚀、防化学渗透的手套；可能接触高温或低温表面时，选用隔热手套；可能接触带电体时，选用绝缘手套；可能接触油滑或湿滑表面时，选用防滑手套等。

（5）足部防护的主要措施是穿防砸、防腐蚀、防渗透、防滑、防火花的保护鞋。例如，可能发生物体坠落的地方，要穿防砸保护鞋；可能接触化学液体的作业环境要穿防腐蚀、防渗透保护鞋等。

（6）躯干防护的主要措施是穿保温、防水、防腐蚀、阻燃、防静电、防放射线等的防护服。例如，高温或低温作业要穿保温防护服；潮湿或浸水环境要穿防水防护服；可能接触化学液体要穿防腐蚀防护服等。

（7）耳部防护的主要措施是根据现场及相关规定选用护耳器，同时还要考虑提供适宜的通信设备。

（8）呼吸防护用品应根据《呼吸防护用品的选择、使用与维护》（GB/T 18664—2002）选用。要考虑作业环境是否缺氧、是否有易燃易爆气体、是否存在空气污染，以及污染的种类、特点、浓度等因素之后，选择适用的呼吸防护用品。

70. 呼吸防护用品的作用有哪些？

呼吸防护用品是指为了防止生产过程中的粉尘、毒物、有害气体进入呼吸器官对人体造成伤害，并为人体提供足够的氧气的劳动防护用品。呼吸防护用品的主要作用是保护呼吸道，防止吸入有害物质，以确保作业人员在危险环境中能够呼吸清洁和安全的空气。呼吸防护用品的主要作用如下。

（1）过滤有害颗粒物

呼吸防护用品可以过滤空气中的颗粒物，如尘土、花粉、病原体和化学颗粒物，以防止其进入呼吸道。

（2）防止吸入有害气体和蒸气

一些呼吸防护用品配备了滤罐或滤网，可以过滤有害气体和蒸气。

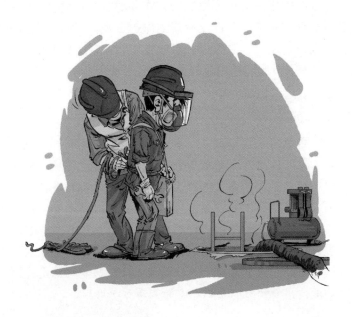

（3）提供保护免受感染

特定类型的呼吸防护用品，如 N95 口罩，可用于保护人体免受病毒和细菌等传染病病原体的感染。

（4）防止过敏反应

对花粉、尘螨等过敏原过敏的人，可通过使用呼吸防护用品来减轻过敏症状。

（5）提供气密密封

呼吸防护用品必须与面部实现气密密封，以防止空气绕过过滤器进入呼吸道，因此，必须正确佩戴和适当调整呼吸防护用品。

（6）免受异味影响

在某些作业场所，呼吸防护用品可以帮助作业人员避免吸入刺激性或难闻的气体，以提高工作舒适度。

呼吸防护用品的选择取决于工作环境、潜在危害、颗粒物或气体的种类和浓度，以及所需的保护水平。必须正确佩戴和维护呼吸防护用品，以确保其有效性。作业场所张贴的安全规定应提供有关呼吸防护用品的详细信息和使用指南。

相关链接

根据有关数据统计，80%以上的职业病都是由呼吸危害导致的，长期暴露于有害的空气污染环境，如粉尘、烟、雾或有毒有害的气体等，会导致各种慢性职业病，如尘肺病、苯中毒、铅中毒等；短时间暴露于高浓度的有毒有害的气体中会对作业人员的健康产生严重危害，如一氧化碳或硫化氢会导致急性中毒；暴露于缺氧环境中会导致窒息死亡等。因此，呼吸防护用品是一类广泛使用的预防职业病危害的劳动防护用品。

71. 常见呼吸防护用品的种类与特点有哪些？

呼吸防护用品按供气原理和供气方式分类，可分为自吸式、自给式、动力送风式三类；按防护部位及气源与呼吸器官的连接方式分类，可分为口罩式、口具式、面具式三类；按吸气方式分类，可分为正压式、负压式两类；按气源携带方式分类，可分为携气式、长管式两类；按呼出气体是否排放到外界分类，可分为闭路式、开路式两类。

按呼吸防护用品的作用原理，可将其分为过滤式呼吸防护器和隔绝式呼吸防护器两类。

（1）过滤式呼吸防护器

过滤式呼吸防护器也称净化式呼吸防护器，其以佩戴者自身呼吸为动力，将空气中有害物质予以过滤净化，适用于空气中有害物质浓度不高，且空气中含氧量不低于18%的场所。过滤式呼吸防护器有机械过滤式和化学过滤式两类。机械过滤式呼吸防护器主要为防御各种粉尘和烟雾等粒径较大的固体有害物质的防尘口罩，其过滤净化全靠多孔性滤料的机械式阻挡作用。性能好的口罩能过滤掉细尘，并有较好的通气性，呼吸阻力小。化学过滤式呼吸防护器适用于防毒，也称防毒面具，这类防护器采用薄橡皮面罩，使用软管或直接连接药盒，如有害物质不刺激皮肤，可只用一个连接药盒的口罩。根据要净化的毒物不同，需选用不同的滤料，较常用的滤料为活性炭，对各种气体和蒸气都有不同程度的吸附作用。

（2）隔绝式呼吸防护器

隔绝式呼吸防护器也称供气式呼吸防护器，经此类呼吸防护器吸入的空气并非经净化的现场空气，而是另行供给。按其供气方式又可分为自带式与外界输入式两类。自带式由背在身上的供气瓶供气，根据气瓶的大小，工作时间一般为0.5~2小时。在存在易燃、易爆物质的场合，要注意严防气瓶漏气，以免引起火灾或爆炸。外界输入式又分为固置蛇管面具和送气口罩两种，空气由空压机或鼓风机供给，用于固置蛇管的皮带可连接长绳，其适用范围与自带式相同，但活动范围受蛇管长度限制。隔绝式呼吸防护器主要供发生意外事故时应急处置人员使用，或在密闭不通风且有害物质浓度极高又缺氧的工作环境中使用。

🕐 相关链接

防尘口罩使用一段时间后，因粉尘等阻塞滤料空隙，呼吸阻力会增大，需注意定期更换滤料。

72. 常见呼吸防护用品过滤元件的种类有哪些？

《呼吸防护　自吸过滤式防颗粒物呼吸器》（GB 2626—2019）规定，过滤元件过滤性能分为 KN 类和 KP 类，KN 类只适用于过滤非油性颗粒物，KP 类适用于过滤油性及非油性颗粒物。

KN 类（包括 KN95 和 KN100 等）过滤元件是用于防护非油性颗粒物的呼吸防护元件，通常用于过滤尘土、花粉等非油性颗粒物。其中，KN95 表示过滤元件具有至少 95% 的过滤效率，即可以过滤掉 95% 及以上的非油性颗粒物。KN95 口罩通常用于医疗、建筑和其他工业领域，以提供有效的呼吸防护。KN100 则表示过滤元件具有至少 99.97% 的过滤效率，即能够过滤掉 99.97% 及以上的非油性颗粒物。KN100 的过滤元件提供更高级别的过滤性能，更适合需要更高水平的颗粒物防护的工作环境。KN 类过滤元件主要是面罩式呼吸防护器的一部分，通常由多层纤维材料构成，这些材料的纤维间隔很小，能够有效地捕捉和过滤非油性颗粒物。在适当的佩戴和密封条件下，它们可以有效地减少非油性颗粒物进入呼吸道，提供呼吸保护。

KP 类过滤元件通常用于面罩式呼吸防护器中，既可以过滤油性颗粒物，又可以过滤非油性颗粒物。该类过滤元件通常适用于同时存在油性颗粒物和非油性颗粒物的特定工作环境。

> ⚖ **法律提示**
>
> 　　目前，国内民用防护口罩标准主要有《呼吸防护　自吸过滤式防颗粒物呼吸器》（GB 2626—2019）、《日常防护型口罩技术规范》（GB/T 32610—2016）和《儿童口罩技术规范》（GB/T 38880—2020）。其中，GB 2626—2019 使用最广泛，在国际上也得到西班牙、荷兰等多个国家的认可。

73. 常见呼吸防护用品过滤元件的级别有哪几种?

《呼吸防护　自吸过滤式防颗粒物呼吸器》（GB 2626—2019）规定，根据过滤效率水平，将过滤元件的级别按表1分级。

表 1　过滤元件的级别

过滤元件类型	面罩类别		
	随弃式面罩	可更换式半面罩	全面罩
KN 类	KN90 KN95 KN100	KN90 KN95 KN100	KN95 KN100
KP 类	KP90 KP95 KP100	KP90 KP95 KP100	KP95 KP100

　　过滤元件的过滤效率检测方法为：用氯化钠颗粒物检测KN类过滤元件，用邻苯二甲酸二辛酯或性质相当的油类颗粒物（如石蜡油）检测KP类过滤元件。

　　在检测过程中，每个样品的过滤效率应始终符合表2的要求。

表2　过滤效率

过滤元件的类别和级别	用氯化钠颗粒物检测	用油类颗粒物检测
KN90	≥ 90.0%	不适用
KN95	≥ 95.0%	
KN100	≥ 99.97%	
KP90	不适用	≥ 90.0%
KP95		≥ 95.0%
KP100		≥ 99.97%

💿 相关链接

　　美国将过滤元件分为R、P、N三类，其中，R、P类适用于过滤油性颗粒物，N类适用于过滤非油性颗粒物，并依据过滤元件的最低过滤效率95%、99%、99.97%，划分为95、99、100三个等级；在欧盟标准中，FFP系列防颗粒物呼吸器可同时过滤油性和非油性颗粒物，依据过滤元件的最低过滤效率80%、94%、99%，分为FFP1、FFP2和FFP3。

74. 呼吸防护用品选用的基本步骤是什么？

选用呼吸防护用品时，要综合考虑有害环境的类型、作业特点、作业人员个人特征等因素。

（1）考虑有害环境的类型

1）当空气中存在刺激眼睛或皮肤的污染物（如氨气、矿棉粉尘），或可经皮肤吸收的污染物（如苯、溴甲烷和许多农药），或对皮肤有腐蚀性的物质（如氟化氢）时，可选择全面罩保护面部及呼吸系统，同时注意保护其他裸露的皮肤。

2）遇到爆炸性环境时，应使用携气式呼吸防护用品，并注意只能选择空气呼吸器，不能选择氧气呼吸器。

3）作业环境高温、高湿，或存在有机溶剂及其他腐蚀性物质，应注意选择耐老化、耐腐蚀材质的呼吸防护用品（如硅胶比普通橡胶耐老化），或选择带有降温和去湿功能的供气式呼吸防护用品，降低作业人员承受的热量。

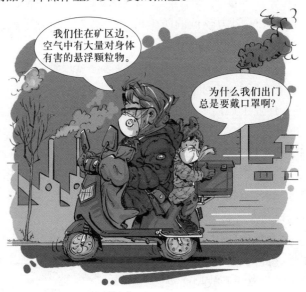

4）大量的废气、烟尘排入空气中，严重影响了空气质量，特别是在人口稠密的城市和工业区域。其中对人体造成危害的主要是悬浮颗粒物，包括粉尘、烟雾、可吸入颗粒物（PM10）和细颗粒物（PM2.5）等。对于这类空气中的可吸入污染物，可以选择佩戴具有防尘功能的口罩，如 KN 类和 KP 类防尘口罩。考虑到呼吸舒适性，还可选用有单向排气阀的防护口罩。

5）为了保证使用的相对安全，救援人员在开展抢险救援工作时，尽量选用隔绝式正压氧气呼吸器或正压空气呼吸器等安全性高的呼吸防护用品。

（2）考虑作业特点

1）选择供气式呼吸防护用品时应考虑作业地点的设备布局、人员或机动车等的流动情况，同时还要注意气源与作业点之间的距离、空气管的可能布置方法、是否有可能妨碍其他作业人员作业、供气管是否有可能被意外切断等因素。

2）若作业强度大、时间长，应选择呼吸负荷较低的呼吸防护用品，如呼吸阻力较低的防尘口罩，或选择动力送风过滤式或供气式呼吸防护用品。

3）当作业有清楚的视野需求，应选择宽视野的面罩；若需要语言交流，应有适宜的通信功能。

4）若作业中还需要使用其他工具和防护用品，应注意彼此匹配。

（3）考虑作业人员个人特征

1）每种面罩不可能适合所有人，佩戴时要根据作业人员的面部特征选择不同的型号。但如果面部与所有面罩都无法密合时，应选择与面部特征无关的面罩。

2）全面罩的使用不能影响戴眼镜，戴眼镜也不能影响面罩的密闭性，此时就可以选用内置眼镜架的全面罩，或者不需要密合的送风头罩或开放型面罩。

3）对于有心肺系统病史、对狭小空间和呼吸负荷存在严重心理应激反应的人员，应考虑其是否能够使用呼吸防护用品。

75. 呼吸防护用品的使用要求有哪些？

呼吸防护用品的使用要参照说明书以及相关规定进行，以免其失效或者达不到防护要求而对人体造成伤害。

（1）作业人员应事先了解所配备呼吸防护用品的局限性，并仔细阅读产品说明书，严格按要求使用。

（2）对于比较复杂的呼吸防护用品，如逃生型呼吸器和携气式呼吸器，作业人员在使用前应经过相关培训，掌握正确的佩戴和使用方法以及注意事项。

（3）作业人员在使用前应检查呼吸防护用品的完整性、过滤元件的适用性、电池电量和气瓶气量等，符合有关规定才允许使用。

（4）进入有害环境前，应先佩戴好呼吸防护用品。对于密合型面罩，作业人员应进行气密性检查，确认密合后方可进入。

（5）在有害环境作业的人员应始终佩戴呼吸防护用品。

（6）当使用中感到有异味，或出现咳嗽、刺激、恶心等不适症状时，应立即离开有害环境，并检查呼吸防护用品。对于隔绝式呼吸器，排除故障后方可重新进入有害环境；对于过滤式呼吸器，应更换失效的过滤元件。若同时使用数个过滤元件，应同时更换。

（7）若新更换的过滤元件在某种场合迅速失效，应考虑所用的过滤元件是否适用。除通用部件外，在未得到产品制造商认可的前提下，不可以将不同品牌的呼吸防护用品的部件拼装或组合使用。

76. 呼吸防护用品的过滤元件的更换要求有哪些？

呼吸防护用品的过滤元件是保证其正常工作的"处理器"。为了使呼吸防护用品正常工作，应严格按照使用说明和操作规程更换过滤元件。

（1）过滤元件的更换应遵循产品说明书或制造商的建议。一般来说，过滤元件的使用寿命取决于颗粒物浓度、使用者呼吸频率、过滤元件规格及环境条件等因素。使用者应定期检查过滤元件的使用状况，如发现过滤元件积聚了过多的颗粒物或有破损等情况，应及时更换。

（2）更换过滤元件时，应先关闭呼吸防护用品的气阀，并确保手部干燥。然后打开过滤元件外壳，取出旧的过滤元件，用干净的布擦拭外壳内部和外部，确保没有残留物。最后将新的过滤元件放入外壳中，关闭外壳并确保气密性。

（3）更换过滤元件后，应重新检查呼吸防护用品的完整性和气密性。确保呼吸防护用品没有任何损伤或漏气现象，然后进行必要的调整，确保呼吸防护用品能够正常使用。

77. 呼吸防护用品常见的使用错误有哪些？

（1）错误地选择呼吸防护用品

不同的呼吸防护用品适用于不同的环境和危害，选择合适的呼吸防护用品非常重要。例如，对于雾霾等颗粒物污染，应该选择防颗粒物口罩；对于有毒有害气体，应该选择过滤式防毒口罩或者面具。

（2）错误地使用呼吸防护用品

呼吸防护用品的尺寸、材质和佩戴方式也会影响其防护效果，错误地使用可能导致呼吸防护用品无法有效地保护呼吸系统。例如，在使用面具式呼吸防护用品时，需要将面罩与面部紧密贴合，避免有缝隙而导致漏气。

（3）使用过期的或自行装填的滤毒盒

滤毒盒超期使用，或自行更换过滤材料继续使用，都不能保证防护效果，可能导致有毒有害气体直接穿透防护用品进入人体。

（4）凭感觉摘下呼吸防护用品

部分作业人员会凭借自身的经验或主观感觉来判断外界是否是安全的，因而会在不采取任何检测的情况下，在危害较大的环境中摘下防护用品，将自己暴露在危险的作业环境中。然而，感觉器官对外界的感知存在局限性，过分相信感觉会使自己身处险境而不知情。例如，许多有害气体如一氧化碳、甲烷、汞蒸气等无色、无臭、无味，不具有任何警示性；甲醇、四氯化碳虽有气味，但感觉到味道时，可能已造成伤害；粉尘中对人体危害最大的是粒径为1微米的颗粒物，肉眼不可见、吸入没感觉，而它却是导致尘肺病的最大元凶。

（5）不按说明书使用呼吸防护用品

对于需要使用多个呼吸防护用品的情况，应该按照说明书要求的顺序进行佩戴。例如，在同时需要防尘和防毒的场所，需要先佩戴防尘口罩再佩戴防毒面罩。

（6）不及时检查呼吸防护用品

在使用呼吸防护用品时，要注意观察防护用品的状态。在工作过程中，要时常观察滤毒盒是否漏气、滤材是否需要更换等。发现异常情况应及时处理或更换防护用品。

78. 听力防护用品的种类有哪些？

（1）耳塞

耳塞常用塑料或橡胶制成，既能密塞外耳道又能不引起刺激或压迫，是最常用的一种听力防护用品，隔声效果可达到30分贝。

（2）耳罩

耳罩常为塑料制成，内有泡沫或海绵垫层，覆盖双耳。耳罩能罩住部分颅骨，有效减低一部分经由骨传导的噪声，但使用时不够方便。

（3）防噪声头盔

防噪声头盔的帽盔能覆盖大部分头骨，以防止强烈噪声经骨传导到内耳，帽盔两侧耳部常垫防声材料，以加强防护效果。但其在使用时需要搭配安全帽使用，成本较高。

对于听力防护用品的选择，应考虑使用者的具体需求和场合，以及产品的性能和价格等因素。

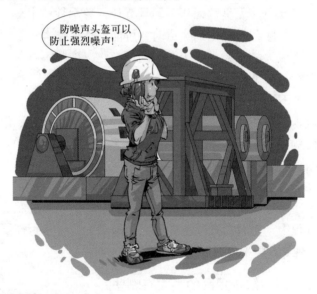

防噪声头盔可以防止强烈噪声!

🦻 相关链接

使用听力防护用品时，应根据噪声的强度和频谱合理选用。对噪声强度为110分贝的中频噪声，只用耳塞即可；对 140 分贝的噪声，即使是低频，也宜耳塞和耳罩并用，或戴防噪声头盔。

79. 听力防护用品的性能指标有哪些？

要选择合适的听力防护用品，首先应该了解听力防护用品的性能指标，通过对各个性能指标的检测，筛选出合格的防护用品。

（1）隔声性能

听力防护用品的主要性能指标是隔声性能，即隔绝噪声的能力。不同种类的听力防护用品有不同的隔声性能，需要根据工作环境和噪声水平选择合适的防护用品。

（2）舒适度

舒适度也是听力防护用品的重要性能指标之一。如果使用不舒适，会影响工作效率和听力保护效果。因此，选择适合作业人员自身耳道结构的防护用品非常重要。

（3）耐用性

听力防护用品也需要具备耐用性，能够长时间使用并保持良好的性能。一些劣质的防护用品会在使用过程中损坏，影响其隔声性能和舒适度。

（4）适应性

不同的听力防护用品需要适应不同的头型和耳道大小。一些防护用品可能需要有调节功能或定制以适应不同的人体尺寸和形状。

（5）安全性

听力防护用品应符合安全标准，不含对人体有害的物质或对环境造成污染的材料。

（6）便携性

听力防护用品应具有方便携带的特点，以便在需要时能够随时使用。

80. 听力防护用品使用、更换和维护的要求有哪些？

正确使用、更换和维护听力防护用品对于保护听力具有重要意义。在使用过程中应注意正确佩戴方法、定期检查和更换听力防护用品，并做好清洁保养及储存工作，以保证其正常使用和良好的听力保护作用。

（1）听力防护用品的使用

1）耳塞的正确使用方法。在佩戴之前要做好清洁，确保手部的干净卫生，避免手上的污染物接触耳塞造成耳部的感染；然后将耳塞搓细，这时候可以一只手将耳朵提起来，另外一只手把耳塞塞入耳道内；耳塞塞入合适的位置时，就可以让耳塞慢慢回弹，等到耳塞完全贴合耳道后，再松开提耳朵的手。

2）耳罩的正确使用方法。不同的耳罩佩戴方法会略有不同。需要注意的是，应尽量调节耳罩的压耳罩杯的位置，使两耳位于罩杯中心并完全覆盖耳郭。头发、胡须、耳饰都有可能影响耳罩的密合，需要适当处理。

3）防噪声头盔的正确使用方法。使用耳罩及防噪声头盔时，应先检查罩壳有无裂纹和漏气现象。佩戴时应注意按照罩壳标记顺着耳型戴好，务必使耳罩软垫圈与周围皮肤贴合。

（2）听力防护用品的更换

听力防护用品的使用寿命有限，因此需要定期进行更换。对于发泡耳塞，每次使用后都应及时更换。正常情况下，每隔半年到一年应更换一次耳塞和耳罩。但如果使用频率较高或在潮湿、粉尘等恶劣环境下使用，应适当增加更换频率。

（3）听力防护用品的维护

为了保持听力防护用品的良好状态和性能，需要定期进行清洁和维护。对于耳塞和耳罩，应定期使用温和的肥皂水进行清洗，并确保彻底冲洗干净。清洗后，需放在通风处晾干，切勿使用热风吹干或暴晒。需要注意的是，不能使用溶剂型清洁剂或研磨剂，以免损坏产品。

📖 知识学习

无论耳罩还是耳塞，均应在进入噪声环境前戴好，不得在噪声环境内随意摘下，以免伤害耳膜。如确需摘下，应在休息时或离开噪声环境后，到安静处摘下。

81. 目前常用的护肤用品有哪些？

在不适宜戴手套操作时，可采用防护油膏来保护皮肤，隔绝伤害，常用的是干酪素防护膏，这种膏体在涂敷后可以形成防护膜来保护皮肤。在洗脱时用乙酸乙酯等溶液，在夏季需冷藏。

📖 知识学习

干酪素防护膏的配制方法为：将300克干酪素浸泡在850克温水中隔夜，次日移置于60摄氏度左右的水浴中，滴加25%浓氨水10克至干酪素和水中，边加边搅拌，待干酪素完全溶解呈现糊膏状，添加300克甘油并搅拌，然后将盛瓶移出水浴，再加95%酒精850克，搅匀即成。

82. 安全帽的作用有哪些?

安全帽是重要的劳动防护用品之一,其能够有效地避免或减弱头部受到伤害。安全帽的具体作用如下。

(1)防止突然飞来的物体对头部的打击,如高处坠落物、硬质物体的冲击或挤压等。

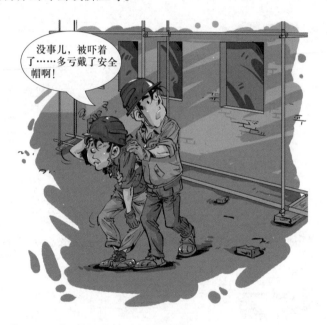

(2)防止从高处坠落时头部受伤害。

(3)防止头部遭受电击。

(4)防止化学液体或高温液体从头顶浇下时头部受伤。

(5)防止头发被卷进机器里。

(6)防止尖锐物件磕碰、伤害头部。

(7)防止有害物质污染,如防污染的安全帽可以保护使用者免受化学物质和有害物质的侵害。

83. 如何正确佩戴安全帽?

安全帽的正确佩戴方法如下。

（1）安全帽由帽衬和帽壳组成，帽衬必须与帽壳连接良好。同时帽衬与帽壳不能紧贴，应有一定间隙，该间隙一般为2~4厘米，当有物体坠落到安全帽帽壳上时，帽衬可起到缓冲作用，使颈椎免受伤害。

（2）应将帽箍调节到对头部稍有约束感，用双手试着左右转动帽壳，以基本不能转动且不系下颏带低头时安全帽不会脱落，但不使佩戴者感到不适为宜。

（3）佩戴安全帽必须系好下颏带，下颏带应紧贴下颏，松紧以下颏有约束感，但不使佩戴者感到不适为宜。

（4）长发工作人员佩戴安全帽时应将头发放进帽衬。

相关链接

安全帽能承受压力主要原因有以下两点。

（1）缓冲减震作用

帽壳与帽衬之间有一定的间隙，当物体打击安全帽时，帽壳不因受力变形而直接影响到头顶部。

（2）分散应力作用

帽壳为椭圆形或半球形，表面光滑，当物体坠落在帽壳上时，物体不能停留，立即滑落；帽壳受打击点承受的力向周围传递，先通过帽衬缓冲减少2/3以上的力，其余的力分散到帽衬的整个面积再传递给人的头盖骨，这样就把着力点变成了着力面，从而避免了冲击力在帽壳上某点应力集中，减少了单位面积受力。

84. 防护服的作用有哪些?

防护服的主要作用是防护热辐射以及化学污染物损伤皮肤或进入体内。

（1）防热服可分为非调节防热服和调节防热服两种。非调节防热服具有良好的反射性，以能反射热辐射而起到隔热作用的铝箔防热服为代表，这种防护服配有涂金属反射膜的铝箔帽盔、手套、靴。使用这类防护服必须注意保持表面光亮洁净，否则将失去反射热辐射的效能。石棉防热服导热系数小、隔热性好，缺点是太重，穿着后操作不便。白帆布防护服虽然也能防热辐射，但防护效果远不如前两者，但其具有经济耐用的特点，因此目前使用比较广泛。

调节防热服是一种冷冻服，一般采用背心式设计，背心前后的口袋内装有金属扁罐，罐内装有低温无毒的盐溶液，当盐溶液升温失去作用时可以调换。这种扁罐也可以放在安全帽内，在高温或强热辐射环境下劳动时使用。

（2）防化学污染服主要用于防止酸碱对皮肤造成伤害，常以丙纶、涤纶或氯纶等面料制成。防止化学物质进入人体的防护服，常将不渗透或渗透率小的聚合物作为防护物质涂于化纤或天然纤维织物上制成。

◉ 相关链接

防护服根据防护功能可分为普通防护服、防水服、防寒服、防砸背心、防毒服、阻燃服、防静电服、防高温服、防电磁辐射服、耐酸碱服、防油服、水上救生衣、防昆虫服、防风沙服等。

85．如何选用与佩戴防护眼镜？

防护眼镜是专为保护眼睛免受各种潜在危险而设计的劳动防护用品，主要用于预防眼睛受到物理性、化学性、辐射性伤害，或保护眼睛不受灰尘、颗粒物、飞溅液体等的侵害。选择防护眼镜时，应基于工作环境的具体危害进行。例如，在进行易产生飞溅物的作业时，如打磨、切割等，应选择带有侧护板的密闭型防护眼镜以防止飞溅物伤害；处理化学品或在实验室工作时，应选用能够防止化学液体溅射的特种防护眼镜；对于长时间暴露于强光或辐射环境中的作业，如焊接等，应选择相应的防辐射眼镜以保护眼睛免受紫外线和红外线伤害。

在佩戴防护眼镜时，应确保眼镜与面部贴合良好，以提供最大范围的保护。防护眼镜的镜带或镜腿应可调节，以适应不同作业人员的头型，确保佩戴舒适且稳固。佩戴时还需注意，除特殊专业设计外，防护眼镜不应与普通眼镜叠戴，在有必要时，应选用可直接佩戴在普通眼镜之上的防护眼镜或使用配有处方镜片的防护眼镜。防护眼镜使用后应妥善清洁并存放在干燥、清洁的环境中，以避免镜片被刮伤或变形，确保其防护性能不受影响。还应定期检查防护眼镜的镜片和框架的完好性，一旦发现损坏或变形，要立即更换。

六、常见职业病危害的急救措施

86. 发生急性中毒如何救护？

急性中毒是指由于一次性或短时间内暴露于某种有毒物质而导致的身体损伤或疾病。这种暴露可能是通过吸入、摄入、皮肤接触或注射等方式发生的。急性中毒的特点是发病快、症状明显，通常在接触毒物后几分钟到几小时内出现症状，症状的严重程度取决于毒物的种类、暴露的量和持续的时间，以及个体的健康状况和敏感性。急性中毒可能表现出多种症状，包括但不限于呼吸困难、头痛、恶心、呕吐、意识丧失、抽搐甚至死亡。及时现场处理和适当治疗对于减轻急性中毒造成的伤害至关重要。具体的现场处理方法如下。

（1）切断毒源，包括关闭阀门、加盲板、停车、停止送气、堵塞"跑、冒、滴、漏"，使毒物不再继续侵入人体和扩散。逸散的毒气应尽快采取抽毒、排毒、引风吹散或中和等方法处理。如氯气泄漏可用废氨水喷雾中和，使之生成氯化铵。

（2）核实毒物的种类、性质，采取相应的保护措施。既要抢救别人，又要保护自己，莽撞地闯入中毒现场只能造成更大伤亡。

（3）尽快使患者脱离中毒现场，到达安全地点后，松开其领扣、腰带，使其呼吸新鲜空气。如果有毒物污染，应迅速脱掉被污染的衣物，用清水冲洗皮肤15分钟以上，或用温水、肥皂水清洗，同时注意保暖。有条件的生产企业卫生部门，应立即针对毒物性质给予解毒剂和驱毒剂，使进入体内的毒物尽快排出。

（4）发现中毒者呼吸困难或呼吸停止时，应立即进行人工呼吸（氰化物等剧毒中毒，禁止口对口人工呼吸）。有条件的立即吸氧或加压给氧，针刺人中、百会、十宣等穴位，注射呼吸兴奋剂。

（5）心搏骤停者，立即进行胸外心脏按压，展开急救。

（6）发生3人以上的多人中毒事故，要注意先救重者后救轻者，注意现场的指挥，防止乱作一团。对危重者尽快转送医疗单位急救，在转运途中注意观察患者的呼吸、心搏、脉搏等变化，并重点且全面地向医生介绍中毒现场的情况，以便于医生准确无误地制定急救方案。

87. 发生中毒窒息如何救护？

中毒窒息是由于吸入或暴露于某些有毒物质而导致的一种窒息状态。这些有毒物质通常会干扰氧气的利用或传输能力，导致身体组织和器官得不到足够的氧气。发现中毒窒息人员的现场处理方法如下。

（1）救护人员进入危险区必须佩戴防毒面具、自救器等防护用品，必要时也应给中毒者戴上，迅速把中毒者转移到有新鲜风流的地方，静卧保暖。

（2）发生一氧化碳中毒时，若中毒者还没有停止呼吸或呼吸虽已停止但心搏未停时，在清除中毒者口腔和鼻腔内的杂物使呼吸道保持畅通后，立即进行人工呼吸。若心搏也停止了，应迅速进行胸外心脏按压，同时进行人工呼吸。

（3）发生硫化氢中毒时，在进行人工呼吸之前，要用浸透食盐溶液的棉花或手帕盖住中毒者的口鼻。

（4）发生因瓦斯导致的窒息时，若情况不太严重，只需把窒息者转移到空气新鲜的场地稍作休息至苏醒，若窒息时间比较长，则要进行人工呼吸抢救。

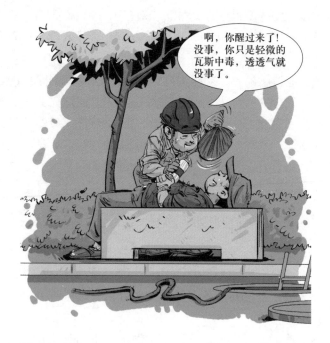

（5）在现场救护中，救护人员一定要沉着冷静，动作要迅速，在进行急救的同时，应通知医生到现场进行救治。

📖 知识学习

一氧化碳、二氧化硫、硫化氢等超过允许浓度时，均能使人吸入后中毒。发生中毒窒息事故后，救护人员千万不要贸然进入现场施救，首先要做好自身防护措施，避免成为新的受害者。

88．发生化学烧伤如何救护？

由化学物质，如强酸、强碱、酚、磷等引起的烧伤，称为化学烧伤。化学烧伤大多数是由于设备故障、违章操作或个人防护不当等原因造成的。这类烧伤与热烧伤不同，因为其是由化学反应引起的，而不是直接由高温引起的。化学烧伤可以影响皮肤、眼睛、呼吸系统甚至内脏器官，具体取决于化学物质的类型、浓度、接触时间和接触方式。

（1）强酸烧伤的现场处理

强酸溅到皮肤上后，应及时用大量清水冲洗，脱去被污染的衣物，根据不同酸的性质适当处理。例如，硫酸、盐酸、硝酸引起的烧伤应先拭去患处酸液，并用大量清水冲洗 10～30 分钟，之后用 5% 的碳酸氢钠溶液涂抹患处，再用大量清水冲洗，最后按热烧伤处理。

氢氟酸烧伤的危害很大，其烧伤处理步骤如下：首先立即用石灰水、饱和硫酸镁溶液浸泡烧伤部位，防止组织坏死。若烧伤部位已经形成水疱，应切开后用 30% 葡萄糖酸钙、氯化钠溶液浸泡；浸泡后，在烧伤硬痂下注射葡萄糖酸钙以形成氧化钙起止痛和控制破坏作用。但手指、足趾烧伤时切勿注射过多的葡萄糖酸钙，以防阻滞局部血循环而引起组织坏死。此外，局部烧伤可敷氧化镁与 20% 甘油混合糊状膏。如已形成溃疡或水疱，或浸透甲床，可将其切开，必要时将指甲剥离或局部切除，并用弱碱溶液浸泡后再敷以氧化镁油膏。

（2）强碱烧伤的现场处理

强碱溅到皮肤上后，应立即用大量清水冲洗，尽量冲洗至彻底干净。要特别注意用水冲洗前禁用中和剂，以免产生中和热加重烧伤。用 1%～2% 醋酸冲洗和湿敷后，仍需用大量清水冲洗创面。如果强碱沾到衣物和饰物上，应迅速但谨慎地脱去受污染的衣物和饰物，以免造成更大的伤害。在整个处理过程中，尽量减少对患处的摩擦和压力，以免导致化学物质更加深入。完成初步的清洁后，应覆盖干净、干燥的敷料保护患处，并尽快寻求医疗救助。

石灰烧伤时，应先将石灰粉粒清除干净，再用大量清水冲洗，避免石灰在遇水时产生大量热而加重烧伤。

（3）磷烧伤的现场处理

磷接触皮肤时，会导致局部皮肤表面高热并产生白色烟雾造成烧伤，而且烧伤的面积较深。白磷在常温下能自燃，氧化成五氧化二磷，遇水生成磷酸，所以白磷烧伤时既会造成热烧伤，又有酸的作用造成复合型烧伤。此外，磷能经皮肤黏膜吸收造成全身中毒。

因此，现场处理磷烧伤时，应先用大量清水冲洗并尽量去除磷颗粒，对清除不掉的可用10%硫酸铜溶液湿敷，使磷颗粒变成黑色的硫化磷，然后去除，再以20%硫酸氢钠湿敷，以中和磷酸。白磷烧伤时应冲洗、浸泡或用湿布覆盖患处，以隔绝空气，阻止燃烧。处理磷烧伤时，时间是关键，故快速而正确的处理至关重要。

🔵 相关链接

（1）各种化学烧伤，经现场急救处理后，要立即送往医院进行后期的治疗和处理。

（2）碱对组织的破坏及渗透性较强，除立即作用外，还能皂化脂肪组织，使细胞脱水，溶解蛋白质并与之结合形成碱性蛋白化合物，使烧伤逐步加深。碱烧伤通常表现为局部变白、刺痛、周围红肿起水疱，重者可引起糜烂。

89. 如何救助中暑人员？

作业人员在气温高且空气湿度大，或者热辐射强而风速小的环境中进行长时间、高强度作业，极容易发生中暑。因此，在高温环境下，工作前应对作业人员进行身体健康状况的评估，作业时，应穿着透气、轻薄的工作服并保证在作业后有足够的休息时间。

轻度中暑的初期症状为头晕、眼花、耳鸣、恶心、心慌、乏力。重度中暑患者则会有体温急速升高，出现突然晕倒或痉挛等现象。对此，应提高作业人员对于中暑症状的辨识与应急处理能力，一旦发现有人出现中暑症状，立即将其转移到阴凉处，采取解开或脱去紧身衣物、使用湿毛巾或冷水降温等措施，并用风扇或冷风机辅助降温通风。如果患者意识清醒，应慢慢补充含盐的清凉饮料或运动饮料，并密切监测其体征。即使症状缓解，也应建议患者继续休息，避免立即重返高温环境。此外，还应该与专业医疗机构建立紧急联系机制，并定期举办急救知识培训，以保障高温作业安全。

知识学习

从很多建筑工人中暑死亡的原因来看，主要是工地的防暑措施没有实施到位。这些工人在出现中暑症状后，没有及时到阴凉环境休息，而是去了工棚或户外，从而加重了病情。

建筑工地应设置一个装有空调的休息室，供工人休息，一旦有人中暑，应及时将其送到休息室，喝些冰水，症状严重的应立即送往医院，这样才能避免死亡事件的发生。

90. 人工呼吸的基本要领是什么?

人工呼吸是一种常用的紧急救护技术,用于在呼吸停止或严重不足的情况下使患者呼吸功能复苏。进行人工呼吸时,遵循以下流程至关重要。

(1)评估安全性与求助

在开始进行人工呼吸前,首先要确保现场安全,避免在危险的环境中进行救护。同时,应立即呼叫急救服务或寻求周围人的帮助。

(2)检查意识和呼吸

轻轻拍打患者肩膀,询问其状态,检查其是否还有意识。若无反应,立即检查患者的呼吸情况,如观察胸部是否有起伏、倾听呼吸声音、感觉口鼻是否有气息。

(3)开放呼吸道

如果患者无反应且呼吸异常或没有呼吸,需先开放其呼吸道。可将患者调整为仰卧姿态,头部轻微后仰,抬高下颌,确保呼吸道畅通无阻。

(4)进行人工呼吸

1)口对口人工呼吸。将患者置于仰卧位,施救者位于患者右侧,将患者颈部伸直,右手向上托患者的下颌,使患者的头部后仰。这样,患者的气管能充分伸直,有利于进行人工呼吸。随后要清理患者口腔,包括痰液、呕吐物及异物等。若条件允许,可用身边的清洁布质材料,如手绢、小毛巾等盖在患者嘴上,以防传染病。

之后,左手捏住患者鼻孔(防止漏气),右手轻压患者下颌,把口腔打开。施救者自己先深吸一口气,用自己的口唇把患者的口唇包住,向患者嘴里吹气。吹气要均匀,要长一点(像平时长出一口气一样),但不要用力过猛。吹气的同时用余光观察患者的胸部，如看到患者的胸部膨起，表明气体吹进了患者的肺脏，吹气的力度应合适。如果看不到患者胸部膨起，则说明吹气力度不够，应适当加强。吹气后待患者膨起的胸部自然回落后，再深吸一口气重复吹气，反复进行。

2）使用呼吸面罩。在有条件的情况下，使用呼吸面罩进行人工呼吸更为安全卫生。

首先，确保救援环境安全，并佩戴手套以保护自己和患者。使患者平躺于硬质表面上，采用头部后仰和提升下颌的方式来开放呼吸道。在使用呼吸面罩之前，需确认其清洁且无损坏，随后正确握持面罩，将其圆形部分覆盖住患者的口鼻，确保形成密封。

在进行人工呼吸时，施救者应位于患者头部右侧，深吸一口气后平缓地向面罩吹气，每次吹气约 1 秒，观察患者胸部的上升情况。在整个过程中，持续监测患者状态，根据需要调整方法，并持续进行人工呼吸，直到患者恢复自主呼吸或专业救护人员接手。使用后，应清洁并消毒面罩，记录并报告救护过程。这种方法大大减少了直接口对口接触的风险，但值得注意的是，进行人工呼吸前最好接受专业的急救培训。

（5）同时进行胸外心脏按压

对成人进行人工呼吸的频率约为每分钟 10 ~ 15 次（具体根据实际情况而定）。如果同时进行胸外心脏按压，则按照 30 次胸外心脏按压后进行 2 次人工呼吸的比例进行。

（6）持续监测和调整

持续监测患者的反应和呼吸状况，如果患者恢复自主呼吸或有其他反应，应立即停止人工呼吸并调整救护措施。然而，即使患者恢复自主呼吸，仍需要密切观察直到专业救护人员到达。若患者在人工呼吸过程中有呕吐等情况，需立即清理呕吐物并重新开放呼吸道。

📖 知识学习

　　只要患者未恢复自主呼吸，就要持续进行人工呼吸，不能中断，直到救护车到达，交给专业救护人员继续抢救。如果身边有呼吸面罩和呼吸气囊，首选呼吸面罩和呼吸气囊进行人工呼吸。

91. 胸外心脏按压的基本要领是什么？

　　胸外心脏按压是一种心肺复苏紧急救护技术，通过手掌对心脏进行节奏性、有力的压迫，可在心搏骤停的情况下人为地维持血液循环。有效的胸外心脏按压可以将血液从心脏泵送至重要器官，如大脑和肺部，从而保持器官的氧气供应，减少组织因缺氧造成的损害。正确实施胸外心脏按压可分为准备阶段和实行阶段。

　　（1）准备阶段

　　首先要进行现场安全评估，确保在安全的环境下进行救护。紧接着，检查患者有无意识，并迅速进行紧急呼救，可以是大声呼喊求助或指派他人拨打急救电话。随后，让患者平稳地仰卧在坚硬、平整的地面上，为有效的胸外心脏按压创造条件。在此环节中，施救者的位置也至关重要，施救者需坐或跪在患者胸侧，以准确寻找按压的最佳位置（将掌根部放在患者胸骨下 1/3 的部位，即把中指尖放在其颈部凹陷的下边缘，手掌的根部就是正确的压点）。

　　（2）实行阶段

　　正确的手部姿势是将一只手掌放在胸骨下 1/3 处，另一只手掌叠加在上面，保持双臂伸直并确保压力能够垂直向下传递。对于成年人而言，按压的深度和频率应控制在每分钟 100～120 次，深度 5～6 厘米。每次按压后，应确保胸部能完全回弹，以便心脏吸入足够的血液。在整个过程中，除非确有必要进行其他操作（比如人工呼吸或使用除颤仪），应尽可能减少按压的中断。应持续并坚定地进行胸外心脏按压，直到专业救护人员接管或患者显示出生命体征，如恢复自主呼吸或有意识的动作。

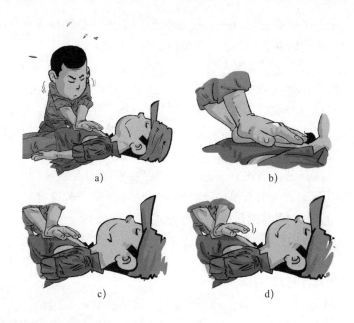

a)　　　　　　b)

c)　　　　　　d)

📖 知识学习

　　患者一旦呼吸和心搏均停止，应同时进行口对口（鼻）人工呼吸和胸外心脏按压。如果现场仅有1人救护，两种方法应交替进行。进行人工呼吸和胸外心脏按压时，在救护人员体力允许的情况下，应连续进行，尽量不要停止，直到伤员恢复自主呼吸与脉搏跳动，或有专业救护人员到达现场。

七、职业病诊断与治疗

92. 职业病判别的基本标准是什么？

根据《职业病防治法》有关规定，《职业病分类和目录》中的法定职业病要满足以下5个条件，缺一不可：

（1）患病主体是用人单位的劳动者

首先，劳动者要确定自己是受雇于合法的用人单位，即该用人单位已经在市场监督管理部门批准登记注册，并领取营业执照。用人单位是否合法，可以到当地市场监督管理部门的网站上进行查询。

其次，劳动者必须与用人单位存在实际的劳动雇佣关系，或者说劳动者与用人单位已经签订了劳动合同。若没有签订劳动合同，劳动者可通过以下几种方式证明劳动关系。

1）工资发放证明。如工资卡、存折、工资条和其他工资发放记录等，最好有单位盖章。如无法收集到上述原件，也可以用复印件或拍照原件代替。

2）证明职务、职位身份的证件。如用人单位发放的"资格证""工作证""服务证""上岗证""外派证"等，最好有单位盖章。如无法收集到上述原件，也可以用复印件或拍照原件代替。

3）用人单位的考勤记录。如考勤表、出勤卡、劳动者花名册等。如无法收集到上述原件，也可用复印件或拍照原件代替。

4）社会保险缴纳记录。根据《社会保险法》的有关规定，职工应当参加养老保险、基本医疗保险、工伤保险、失业保险、生育保险等社会保险，缴纳保险费。劳动者可以携带有效身份证件去当地的人力资源社会保障部门查询，或者在网上查询。

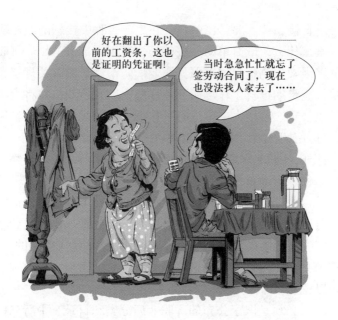

（2）必须是在从事职业活动的过程中产生的

劳动者所患职业病一般发生在工作期间。但是，一些有害化学物质或其代谢产物在体内蓄积，经过较长的潜伏期后，也会对劳动者的身体造成损害。若这些蓄积在体内的有害物质是在工作期间接触的，则劳动者在脱离接触职业病危害因素后也可以被诊断为职业病。如接触下列职业病危害因素，可能会在离岗后被诊断出职业病。

1）无机粉尘，包括游离二氧化硅粉尘、煤尘、石棉粉尘等。

2）化学物质，如锰及其无机化合物、铍及其无机化合物、镉及其无机化合物、铬及其无机化合物、砷、联苯胺、焦炉逸散物等。

（3）必须是接触职业病危害因素引起的

劳动者所患疾病或健康损害表现与其所接触的职业病危害

因素应直接相关。要弄清楚自己在生产过程中接触的职业病危害因素是什么，最简单的办法就是参考用人单位工作场所职业病危害因素检测资料。按照《职业病防治法》的有关规定，用人单位应定期进行工作场所职业病危害因素检测，并将检测结果予以公布。若用人单位没有工作场所职业病危害因素检测资料，可向卫生健康主管部门反映。

此外，《职业病危害因素分类目录》中有详尽的职业病危害因素名称，劳动者可以自己查询资料，获取相关信息。需要注意的是，在实际生产过程中，往往同时存在多种职业病危害因素，可对劳动者的健康产生联合作用。要想进一步确认劳动者所患疾病或健康损害表现与其所接触的职业病危害因素的关系，就需要到职业病诊断机构进一步检查，对健康损害的原因和程度予以甄别和确认。

（4）必须是国家公布的《职业病分类和目录》中所列的职业病

《职业病分类和目录》中所列的职业病被称为法定职业病。劳动者最终确诊的职业病必须在《职业病分类和目录》中，否则即便是所患疾病与职业关系密切，如长期频繁弯腰作业导致腰肌劳损、长期站立工作导致下肢静脉曲张等，诊断上也只能是与工作有关的疾病，劳动者可以咨询相关职业病防治机构或在政府网站上查询相关资料，获取更为详细的信息。

（5）必须由经批准的职业病诊断机构诊断

根据《职业病防治法》及《职业病诊断与鉴定管理办法》的有关规定，承担职业病诊断的医疗机构应当持有医疗机构执业许可证。劳动者可以选择用人单位所在地、本人户籍所在地或者经常居住地的职业病诊断机构进行职业病诊断。

93. 诊断职业病所需要的材料有哪些？

（1）诊断职业病所需材料

1）劳动者职业史和职业病危害接触史（包括在岗时间、工种、岗位、接触的职业病危害因素名称等）；

2）劳动者职业健康检查结果；

3）工作场所职业病危害因素检测结果；

4）职业性放射性疾病诊断还需要个人剂量监测档案等资料。

上述资料主要由用人单位和劳动者提供，也可由有关机构和职业健康主管部门提供。劳动者进行职业病诊断时，当事人（可以是用人单位，也可以是劳动者，以下相同）对劳动关系、工种、工作岗位或者在岗时间等职业史、职业病危害接触史有争议的，可向用人单位所在地劳动人事争议仲裁委员会申请仲裁。上述资料如劳动者不掌握，可由职业病诊断机构书面通知用人单位提供；用人单位未在规定时间内提供的，职业病诊断机构可以依法提请卫生健康主管部门督促用人单位提供。劳动者对用人单位提供的工作场所职业病危害因素检测结果等资料有异议，或者因劳动者用人单位解散、破产而无用人单位提供上述资料的，职业病诊断机构应当依法提请用人单位所在地卫生健康主管部门进行调查。

（2）职业史与职业病危害接触史

职业史是指劳动者所经历的全部职业活动过程总和。职业病危害接触史是指劳动者接触职业病危害因素的种类及接触时间等。从上述定义可以看出，职业病危害接触史一定是包含在职业史之内的，有可能是全部职业史，也有可能是职业史的一部分。因此，职业史包括从开始脱离学校学习（或者进入工作状态的最初阶段）到目前的全部工作经历，按照职业活动时间发展顺序，依次如实全部记录（包括务农、待业、工作状态等）。职业病危害接触史主要包括工种、起止日期、操作岗位、操作过程、接触的职业病危害因素及其浓度（强度）、实际接触时间、防护设施，以及职业活动中发生的事故和伤害等情况。

（3）劳动者职业健康检查结果

根据《职业病防治法》的有关规定，用人单位应当为劳动者建立职业健康监护档案，并按照规定的期限妥善保存。职业健康监护档案应当包括劳动者的职业史、职业病危害接触史、职业健康检查结果和职业病诊疗等有关个人健康资料。其中，职业健康检查结果不只限定于一次检查，应该是连续性的、动态的职业健康监护资料，职业健康检查结果可以发现劳动者健康变化或健康损害过程，为职业病诊断提供佐证。

（4）工作场所职业病危害因素检测结果

工作场所职业病危害因素检测结果是职业病诊断的重要依据之一，根据《职业病防治法》的有关规定，用人单位应当定期对工作场所进行职业病危害因素检测、评价。检测、评价结果存入用人单位职业卫生档案，定期向所在地卫生健康主管部门报告并向劳动者公布。

（5）职业性放射性疾病诊断还需要个人剂量监测档案等资料

根据《职业病防治法》《放射性同位素与射线装置安全和防护条例》以及《职业性外照射个人监测规范》（GBZ 128—2019）的有关规定，对放射工作场所和放射性同位素的运输、储存，用人单位必须配置防护设备和报警装置，保证接触放射线的劳动者佩戴个人剂量计，建立放射性工作劳动者个人剂量档案。个人剂量档案应当终生保存。

94. 如何进行职业病诊断申请?

（1）职业病诊断申请

《职业病防治法》第四十四条规定，劳动者可以在用人单位所在地、本人户籍所在地或者经常居住地依法承担职业病诊断的医疗卫生机构进行职业病诊断。

（2）职业病诊断步骤

1）劳动者依法要求进行职业病诊断的，职业病诊断机构不得拒绝劳动者进行职业病诊断的要求，并告知劳动者职业病诊断的程序和所需材料。劳动者应当提供本人掌握的有关职业病诊断的资料。

2）职业病诊断机构进行职业病诊断时，应当书面通知劳动者所在的用人单位提供其掌握的职业病诊断资料，用人单位应

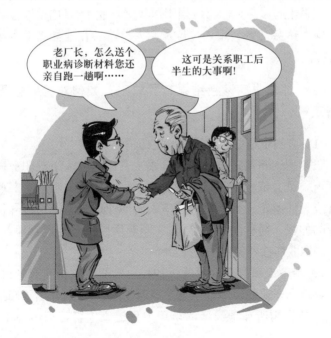

当在接到通知后的 10 日内如实提供。

3）职业病诊断机构需要了解工作场所职业病危害因素情况时，可以对工作场所进行现场调查，也可以依法提请卫生健康主管部门组织现场调查。卫生健康主管部门应当在接到申请之日起 30 日内完成现场调查。

4）职业病诊断机构可以根据诊断需要，聘请其他单位职业病诊断医师参加诊断。必要时，可以邀请相关专业专家提供咨询意见。职业病诊断机构作出职业病诊断结论后，应当出具职业病诊断证明书。职业病诊断证明书应当由参与诊断的取得职业病诊断资格的执业医师签署。

职业病诊断机构应当对职业病诊断证明书进行审核并盖章。

职业病诊断证明书一式五份，劳动者一份，用人单位所在地县级卫生健康主管部门一份，用人单位两份，诊断机构存档一份。职业病诊断证明书应当于出具之日起 15 日内由职业病诊断机构送达劳动者、用人单位及用人单位所在地县级卫生健康主管部门。

95．对职业病诊断结果有异议时，如何对诊断结果进行鉴定？

（1）应当申请职业病诊断鉴定的情形

职业病诊断鉴定是由卫生健康主管部门依法组织职业病诊断鉴定委员会依程序进行的行政技术仲裁，其本意不是对职业病有或无的鉴定，而是针对当事人对职业病诊断结论有异议而进行的仲裁，简称职业病鉴定，《职业病诊断与鉴定管理办法》对申请职业病诊断鉴定的规定如下。

1）当事人对职业病诊断机构作出的职业病诊断有异议的，可以在接到职业病诊断证明书之日起 30 日内，向作出诊断的职业病诊断机构所在地设区的市级卫生健康主管部门申请鉴定。

设区的市级职业病诊断鉴定委员会负责职业病诊断争议的首次鉴定。

2）当事人对设区的市级职业病鉴定结论不服的，可以在接到诊断鉴定书之日起15日内，向原鉴定组织所在地省级卫生健康主管部门申请再鉴定。职业病鉴定实行两级鉴定制，省级职业病鉴定为最终鉴定。

（2）承担职业病诊断鉴定工作的机构

按照《职业病诊断与鉴定管理办法》的有关规定，设区的市级以上地方卫生健康主管部门可以指定办事机构，具体承担职业病诊断鉴定的组织和日常性工作。设区的市级以上地方卫生健康主管部门应当向社会公布本行政区域内依法承担职业病诊断鉴定工作的办事机构的名称、工作时间、地点和鉴定工作程序等。

（3）职业病诊断鉴定需要的资料

职业病诊断鉴定需要以下资料：

1）职业病诊断鉴定申请书；

2）职业病诊断证明书；

3）申请省级鉴定的还应当提交市级职业病诊断鉴定书。

（4）职业病诊断鉴定步骤

1）职业病鉴定办事机构应当自收到申请资料之日起5个工作日内完成资料审核。资料齐全的，发给受理通知书；资料不全的，应当当场或者在5个工作日内一次性告知当事人补充；资料补充齐全的，应当受理申请并组织鉴定。

2）职业病鉴定办事机构收到当事人鉴定申请之后，根据需要可以向原职业病诊断机构或者组织首次职业病鉴定的办事机构调阅有关的诊断、鉴定资料。原职业病诊断机构或者组织首次职业病鉴定的办事机构应当在接到通知之日起10日内提交。

3）职业病鉴定办事机构应当在受理鉴定申请之日起40日

内组织鉴定、形成鉴定结论，并出具职业病诊断鉴定书。

（5）职业病诊断鉴定过程

1）根据职业病诊断鉴定工作需要，职业病鉴定办事机构可以向有关单位调取与职业病诊断、鉴定有关的资料，有关单位应当如实、及时提供。

2）鉴定委员会应当听取当事人的陈述和申辩，必要时可以组织进行医学检查，医学检查应当在 30 日内完成。

3）需要了解被鉴定人的工作场所职业病危害因素情况时，职业病鉴定办事机构根据鉴定委员会的意见可以组织对工作场所进行现场调查，或者依法提请卫生健康主管部门组织现场调查。现场调查应当在 30 日内完成。

医学检查和现场调查时间不计算在职业病鉴定规定的期限内。

4）职业病诊断鉴定应当遵循客观、公正的原则，鉴定委员会进行职业病诊断鉴定时，可以邀请有关单位人员旁听职业病诊断鉴定会议。所有参与职业病诊断鉴定的人员应当依法保护当事人的个人隐私、商业秘密。

（6）职业病诊断鉴定结论

1）鉴定委员会应当认真审阅鉴定资料，依照有关规定和职业病诊断标准，经充分合议后，根据专业知识独立进行鉴定。鉴定结论应经鉴定委员会半数以上成员通过后，制作诊断鉴定书并加盖职业病诊断鉴定委员会印章。职业病诊断鉴定书应当包括以下内容：

①劳动者、用人单位的基本信息及鉴定事由；

②鉴定结论及其依据，鉴定为职业病的，应当注明职业病名称、程度（期别）；

③鉴定时间。

2）首次鉴定的职业病诊断鉴定书一式五份，劳动者、用人单位、用人单位所在地市级卫生健康主管部门、原诊断机构各一份，职业病鉴定办事机构存档一份；省级鉴定的职业病诊断鉴定书一式六份，劳动者、用人单位、用人单位所在地省级卫生健康主管部门、原诊断机构、首次职业病鉴定办事机构各一份，省级职业病鉴定办事机构存档一份。职业病诊断鉴定书的格式由国家卫生健康委员会统一规定。

3）职业病鉴定办事机构出具职业病诊断鉴定书后，应当于出具之日起 10 日内送达当事人，并在出具职业病诊断鉴定书后的 10 日内将职业病诊断鉴定书等有关信息告知原职业病诊断机构或者首次职业病鉴定办事机构，并通过职业病及健康危害因素监测信息系统报告职业病鉴定相关信息。

4）职业病鉴定结论与职业病诊断结论或者首次职业病鉴定结论不一致的，职业病鉴定办事机构应当在出具职业病诊断鉴定书后 10 日内向相关卫生健康主管部门报告。

（7）劳动者在职业病诊断鉴定过程中的权利

1）选择职业病诊断机构的权利。劳动者可以选择用人单位所在地、本人户籍所在地或者经常居住地的职业病诊断机构进行职业病诊断，这进一步扩大了劳动者选择职业病诊断机构的范围。

2）知情权。职业病诊断机构应当告知劳动者职业病诊断所需材料和程序，并及时告知劳动者诊断鉴定结果。

3）申请劳动仲裁的权利。职业病诊断鉴定过程中，在确认劳动者职业史、职业病危害接触史时，当事人对劳动关系、工种、工作岗位或者在岗时间有争议的，可以依法向用人单位所在地的劳动人事争议仲裁委员会申请仲裁。

4）异议申诉权利。劳动者对用人单位提供的工作场所职业病危害因素检测结果等资料有异议的，职业病诊断鉴定机构应当提请用人单位所在地卫生健康主管部门进行调查和判定。

5）选择鉴定专家权。劳动者可以自己或者委托职业病鉴定办事机构从专家库中按照专业类别随机抽取专家参加职业病诊断鉴定。

6）隐私受保护权。职业病诊断鉴定机构及其相关工作人员应当尊重、关心、爱护劳动者，保护劳动者的隐私。

（8）争议处理

1）在确认劳动者职业史、职业病危害接触史时，当事人对劳动关系、工种、工作岗位或者在岗时间有争议的，可以向用人单位所在地的劳动人事争议仲裁委员会申请仲裁。

2）用人单位未在规定时间内提供职业病诊断所需要的材料时，职业病诊断机构可以提请卫生健康主管部门督促用人单位提供。

3）劳动者对用人单位提供的工作场所职业病危害因素检测结果等资料有异议，或者因劳动者的用人单位解散、破产，无用人单位提供上述资料的，职业病诊断机构应当提请用人单位所在地卫生健康主管部门进行调查。

4）经卫生健康主管部门督促，用人单位仍不提供工作场所职业病危害因素检测结果、职业健康监护档案等资料或者提供资料不全的，职业病诊断机构应当结合劳动者的临床表现、辅助检查结果和劳动者的职业史、职业病危害接触史，并参考劳动者自述、卫生健康等有关部门提供的日常监督检查信息等，作出职业病诊断结论。

96. 被确诊为职业病后应该怎么办？

一旦被确诊为职业病，采取适当的措施至关重要。停止或减少与职业病危害因素的接触、就医并遵循医生的建议、通知用人单位并进行相关报告、寻求法律援助以及积极参与康复等都是职业病患者应该考虑的措施，具体内容包括以下五个方面。

（1）停止或减少与职业病危害因素的接触

如果职业病是由于工作环境中的特定因素引起的，如化学物质或物理因素，患者应该尽量减少与这些因素的接触，或者改变工作环境。

（2）就医并遵循医生的建议

寻求专业医生的诊断和治疗，他们会提供有效的治疗和管理方案。患者应该听从医生的建议，并按时接受治疗。

（3）通知用人单位并进行相关报告

通知用人单位职业病的诊断结果，并根据法律和公司政策的规定进行相关报告。这样可以保护患者的权益，获得相应的补偿。

（4）寻求法律援助

有些职业病可能导致长期健康问题，甚至造成劳动能力的丧失。如果患职业病后患者受到了不公平的待遇，可以寻求法律援助，以保护自己的权益。

（5）积极参与康复

职业病患者在接受治疗的同时，还应积极参与康复。

97．职业病的治疗与康复费用法律如何规定？

根据《劳动合同法》《职业病防治法》等相关法律法规，职业病患者在治疗与康复费用方面享有一定的权益保障，具体规定如下。

（1）用人单位责任

用人单位有责任为职业病患者提供治疗与康复费用，并承担相应的经济责任。如果用人单位未按照规定提供治疗与康复费用，或者拒绝承认职业病，职业病患者有权申请仲裁或提起诉讼，维护自身合法权益。

（2）工伤保险

职业病患者可通过申请工伤认定，获取工伤保险待遇，包括医疗费用、康复费用、伤残津贴等。

⚖ 法律提示

《职业病防治法》第五十七条规定，职业病病人的诊疗、康复费用，伤残以及丧失劳动能力的职业病病人的社会保障，按照国家有关工伤保险的规定执行。

第五十八条规定，职业病病人除依法享有工伤保险外，依照有关民事法律，尚有获得赔偿的权利的，有权向用人单位提出赔偿要求。

第五十九条规定，劳动者被诊断患有职业病，但用人单位没有依法参加工伤保险的，其医疗和生活保障由该用人单位承担。

《劳动合同法》第四十二条规定，劳动者有下列情形之一的，用人单位不得依照无过失性辞退和经济性裁员的有关规定解除劳动合同：

（一）从事接触职业病危害作业的劳动者未进行离岗前职业健康检查，或者疑似职业病病人在诊断或者医学观察期间的；

（二）在本单位患职业病或者因工负伤并被确认丧失或者部分丧失劳动能力的；

（三）患病或者非因工负伤，在规定的医疗期内的；

（四）女职工在孕期、产期、哺乳期的；

（五）在本单位连续工作满 15 年，且距法定退休年龄不足 5 年的；

（六）法律、行政法规规定的其他情形。

98. 职业病患者在治疗过程中可能遇到哪些问题？

职业病不仅给患者的身体健康带来了困扰，还可能在治疗过程中面临一系列问题和挑战。常见的问题主要有以下几点。

（1）医疗资源不足

一些地区的医疗资源可能较为有限，特别是对于特殊类型的职业病，可能需要到特定的医疗机构进行治疗，但这些医疗资源不一定在患者所在地。

（2）治疗时机延误

由于职业病的病因不容易被及时发现，一些职业病患者在确诊之前可能已经出现了严重症状。因此，可能会出现治疗时机延误的情况，导致病情快速发展。

（3）劳动争议和诉讼

有些职业病患者在寻求治疗和补偿的过程中，可能与用人单位产生劳动争议或纠纷，需要通过法律渠道来寻求补偿和维护自己的合法权益。

（4）心理压力和社会歧视

职业病患者面临着生理和心理上的双重困扰，可能感到沮丧、焦虑和自卑。此外，职业病在社会上常常受到歧视和误解，可能会面临就业和社会融入的问题。

在面对这些问题时，职业病患者可以寻求有关部门、医疗机构、律师和相关组织的帮助和支持。

99. 职业病的常见治疗方法有哪些？

近年来，随着工业和劳动力市场的快速发展，职业病的发病率和影响范围也逐渐增加。针对不同类型的职业病，医学界积极探索和应用各种治疗方法，以减轻患者的症状和改善其生活质量。常见的职业病治疗方法包括切断接触、药物治疗、康复治疗、心理支持，以及饮食调节和生活方式改变。

（1）切断接触

职业病治疗的第一步就是切断患者与职业病危害因素的接触。这可能需要改变工作环境、减少或防止接触有害物质，或者调整到其他更安全的岗位。

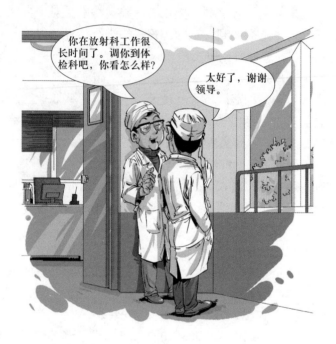

（2）药物治疗

根据职业病的具体类型和症状，医生可能会开具药物来缓解症状或控制疾病的进展。例如，对于职业性哮喘患者，可能会开具支气管舒张剂或消炎药。

（3）康复治疗

部分职业病患者可能需要进行康复治疗，包括物理治疗、职业治疗和语言治疗等。这有助于患者恢复功能、提高生活质量，并帮助他们重新适应工作或社会生活。例如，对于一些无法恢复原来工作能力的职业病患者，就需要进行职业康复，帮助他们重新定位和适应职业，通过培训和职业适应性评估来找到适合他们的工作岗位。

（4）心理支持

职业病患者往往承受着身体和心理的双重负担。提供心理支持和咨询对于患者的心理健康非常重要，可以通过与心理医生或心理咨询师的交流来帮助他们应对困境和压力。

（5）饮食调节和生活方式改变

一些职业病在治疗过程中也需要进行饮食调节和生活方式改变。例如，对于一些职业性高血压患者，可能需要限制钠盐摄入、减少饮酒、保持良好的饮食和运动习惯。

但需要注意的是，具体的治疗方法应根据职业病的类型、症状和病情而定。患者应该在医生的指导下进行治疗，并按照医生的建议进行定期复查和监测。